알기 쉬운
중환자 재활

Rehabilitation
for Critically ill Patients

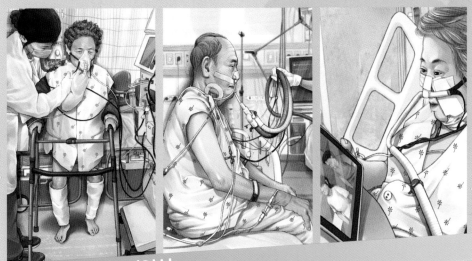

문재영, 지성주, 이영석

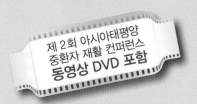

제 2회 아시아태평양
중환자 재활 컨퍼런스
동영상 DVD 포함

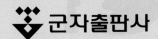

군자출판사

알기 쉬운
중환자 재활

첫째판 1쇄 인쇄| 2017년 4월 10일
첫째판 1쇄 발행| 2017년 4월 20일

지 은 이   문재영·지성주·이영석
발 행 인   장주연
출 판 기 획   김도성
편집디자인   김영선
표지디자인   김재욱
일 러 스 트   유학영
발 행 처   군자출판사(주)
        등록 제 4-139호(1991. 6. 24)
        본사(10881) **파주출판단지** 경기도 파주시 회동길 338(서패동 474-1)
        전화(031) 943-1888   팩스(031) 955-9545
        홈페이지| www.koonja.co.kr

ISBN   979-11-5955-0973

정가 30,000원

저자

문재영
중환자실 전담 전문의

충남대학교병원 호흡기내과/
중환자의학 임상 조교수

지성주
재활의학 전문의

충남대학교병원 재활의학과
임상 조교수

이영석
호흡기내과 전문의

고려대학교의료원 구로병원
호흡기내과 임상 조교수

강은영
작업치료사

충남내학교병원 중개임상연구
인력양성사업단 연구원

이주상
중환자실 호흡관리전문간호사

충남대학교병원 간호부 내과계
중환자실

권민정
물리치료사

창원 경상대학교병원
물리치료실

박수연
물리치료사

충남대학교병원 대전충청권역
재활센터

박지은
물리치료사

대전보훈병원 물리치료실

추천사

중환자실을 전담하는 의사로서 꺼져가는 생명을 되살리기 위해 밤낮으로 노력하여 생명을 지켜낸 환자를 볼 때면 한없는 보람을 느끼게 된다. 하지만 어렵게 생존한 중환자들이 퇴원한 후에 요양병원에서 겨우 겨우 생을 이어가고 있는 모습을 마주할 때마다 진정한 생존의 의미가 무엇인지 되새긴다. 결국 생존을 넘어 인간다운 삶을 이어가도록 돕는 것이 중환자 치료의 목표라는 생각을 하게 되었다.

재활이란 질병으로부터 손상된 신체가 회복함은 물론 이전의 직업으로 복귀하여 사회 구성원으로서 역할을 해내도록 하는 것이 아닐까? 이를 위해 중환자실에서부터 시작하는 재활치료는 매우 중요하다. 중환자 재활치료를 위해서는 적절한 진통, 진정 전략으로 환자를 깨워 각성 상태를 유지하여야 하고 섬망을 예방하려는 등의 더 많은 노력이 필요하다. 생존 환자의 중장기적 예후 및 삶의 질 측면에서 중환자 재활치료가 갖는 중요성은 많은 연구들을 통해 증명되었다. 중환자 재활은 진정한 의미의 생존을 위한 필수불가결한 중환자실 치료 전략의 하나이고, 이를 위해서는 많은 노력이 필요하다. 하지만 아직까지 한글로 쓰여진 중환자 재활 지침서는 매우 제한적이며 원서는 너무나 전문적이어서 내용을 이해하기 쉽지 않았다.

이 책은 의료현장에서 필요한 중환자 재활에 관한 내용을 쉽게 간추리고자 노력하였고, 누구나 쉽게 이해하도록 구성한 면이 장점이다. 이론보다는 실행에 관한 매뉴얼이 중심이고, 저작권 등의 문제로 많은 내용을 담지는 못했을지라도 필요한 참고문헌을 찾아보기 쉽도록 제시하여 이 문제를 보완하였다.

국내 중환자실 재활 치료를 담당하게 될 의사, 간호사, 물리치료사, 작업치료사 및 관련 분야를 공부하는 학생 등에게 첫 걸음을 시작하는 데 현실적인 지침서로서 유용할 것으로 기대한다.

삼성서울병원 중환자의학과 정치량

추천사

I congratulate the authors for helping to advance the field of critical care rehabilitation with creation of this manual. I hope that inter-disciplinary teams across Korea will continue to rigorously design, conduct, and evaluate clinical programs in the area of critical care rehabilitation.

Dale M. Needham, FCPA, MD, PhD

Professor,

Outcomes After Critical Illness & Surgery (OACIS) Group

Division of Pulmonary & Critical Care Medicine

Department of Physical Medicine & Rehabilitation

Medical Director, Critical Care Physical Medicine & Rehabilitation Program

Johns Hopkins University

"이 매뉴얼을 통해 중환자 재활 치료 분야의 발전에 기여하고자 하는 저자들에게 축하의 인사를 전합니다. 한국에서도 다학제 다직종팀들이 중환자 재활 분야에서 지속적으로 임상 프로그램과 연구를 설계하고, 실행하여 평가할 수 있기를 기대합니다."

데일 니드햄 박사
존스홉킨스대학병원 교수

함께 일하던 연구원이 새로 온 중환자실 재활팀원에게 이렇게 말하는 것을 들었다. "깜짝 놀랄 거에요. 예수의 기적처럼 환자들이 걷게 된다니까요". 그랬다. 깜짝 놀랄만한 경험이었고, 정말 환자들은 걸을 수 있었다. 의사인 나조차 반신반의했던 기계환기 이탈을 성공하고 심지어 걸어서 중환자실에서 퇴실하였던 우리 팀의 첫 환자에 대한 기억이 아직도 생생하다.

'중환자'를 '중환자실'에서 운동을 하게 하고, 심지어는 인공호흡기를 이용한 기계환기를 하는 중에도 보행을 하게 하는 등 중환자를 대상으로 재활을 할 수 있다는 것은 상상조차 못했던 때가 불과 몇 년 전이다. 내가 전공의 수련을 받던 때만하더라도 패혈증, 호흡곤란, 장기기능부전과 같은 중증 질환으로 중환자실에 입원하게 되면 '절대 안정'이라는 처방을 기본처방 제일 윗줄에 적었다. 그리고 환자는 원인 질환이 충분히 좋아졌다고 생각될 때까지 침대에 누워 잠들어 있었다.

많은 연구결과가 쌓이고, 의약학 기술의 발전으로 이전과 다른 진통제와 진정제를 사용할 수 있게 됨으로써, 이제 중환자실에 전담 전문의가 근무하고 표준치료를 할 수 있을 정도의 인력을 갖춘 병원이라면 '절대 안정'과 '깊은 진정'이라는 처방은 일부 매우 위태로운 환자를 제외하고는 처방화면에 적지 않는다.

중환자실에서 재활을 시작하려면 필요한 조건이 많다. 무엇보다 간호사, 의사 외에 물리치료사, 작업치료사, 호흡관리간호사 등 다양한 직종의 전문인력의 참여가 중요하다. 그래서 '중환자 재활'은 중환자실에 많은 인력을 투입할 수 있고 다직종-다학제 참여의 문화가 익숙한 미국 등 일부 국가에서 시작하였고, 의학논문으로 처음 접했을 때 당연히 외국의 일부 선진 병원에서나 가능한 것이라는 생각에 진지하게 고민해보지 못했다.

선진 국가의 중환자실에 비하여 국내 중환자실의 여건은 좋지 않다. 심사평가원이 발표한 '적정성 평가 1등급 중환자실' 조차도 중환자의학이 발달한 국가와 비교하면 중하위권 정도에 불과하다. 뉴

스로 보도되었으니 이제 숨길 수 없는 사실이 되어버렸다. 이러한 우리나라에서 몇 해 전부터 '중환자 재활'팀을 운영하는 곳이 생겼다. 이들 병원이 다른 병원들보다 좋은 환경인 것은 맞지만 인건비 부담으로 '항상' 적자일 수 밖에 없는 중환자실에 물리치료사 등의 전문인력을 처음부터 배정해주는 경영자는 없다. 정치량, 나성원, 이흥범, 홍석경, 홍상범, 조영재 선생님과 그 밖에 내가 알고 있지 못하는 재활의학과 선생님들의 헌신적이고 도전적인 노력이 없었다면 나를 포함한 우리병원 중환자 재활팀은 이것이 국내병원에서 가능할 것이라고 생각하지 못했을 것이다. 이 분들의 선구자적인 노력에 경의를 표한다.

환자들은 의사의 걱정보다 그리고 기대보다 훨씬 더 잘할 수 있었다. 거의 대부분 그랬다. 현재까지 연구보고 된 '중환자 재활' 프로토콜을 따라가면, 물론 각별히 신경 쓰고 고려할 것도 많지만, 결코 위험하지 않았다. 불안과 걱정이 가득한 얼굴을 하고 있던 환자들이 중환자실 재활 치료 시간을 기다리거나 재활 치료를 할 때만큼은 씩씩하고 생기가 가득하던 얼굴 표정을 본다면 주말과 주일에 해드릴 수 없다는 사실에 미안한 마음이 든다. 외국처럼 하루에 두 번, 세 번씩 해드리고 싶지만 우리나라에서 '중환자 재활'은 아직 보험급여 혜택을 받을 수 없고, 물리치료사의 인건비를 감당할 수 없다.

운이 좋게도 나는 중환자 재활에 뜻이 있는 재활의학과 선생님들을 만날 수 있었다. 3년 전 이들과 함께 연구비를 받아 팀을 꾸리고 중환자 재활 프로젝트에 도전해볼 수 있었다. 프로젝트의 임상 결과물을 내놓기에는 아직까지 미미하지만, 우리 팀이 해왔던 고민들과 노하우들은 '중환자 재활' 프로그램을 고민하거나 또는 공부하고자 하는 여러 사람들에게 도움이 될 것이라 믿는다. 우리 팀이 최고의 재활팀은 아닐지라도 중환자 재활 치료를 충분히 잘 해낼 수 있는 '다학제-다직종'팀으로서의 경험과 역량을 쌓아왔다. '중환자 재활 메뉴얼'을 내놓는 것이 자랑이나 치부로 비춰질까 조심스럽다. 그럼에도 불구하고 우리는 이 작업과 이 책으로 '중환자 재활' 프로그램의 이해와 확산에 조금이라도 보탬이 되고 싶었다. 옆 환자가 재활치료를 받는 모습을 보면서 "선생님, 나도 저 치료를 받고 싶어요." 라고 말하던 환자를 떠올리면 뭐라도 해봐야 하지 않을까?

2017년 2월
저자 대표 중환자의학 전문의 문재영

CONTENTS
차례

This publication was supported by a grant of the Korea Health Technology R&D Project through the Korea Health Industry Development Institute (KHIDI), funded by the Ministry of Health & Welfare, Republic of Korea(HI13C1990).

본 출판은 보건복지부의 재원으로 한국보건산업진흥원의 보건의료기술연구개발사업 지원에 의하여 이루어진 것임(HI13C1990).

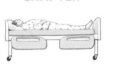

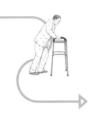

중환자 재활은
왜 해야 하나요?

CRITICAL PATIENT REHABILITATION

1 중환자 재활이란

일반인들이나 심지어 일부 의료인들에게 재활 치료는 중환자실과 병동에서 급성기 치료가 끝난 뒤 재활을 전문적으로 다루는 재활의학과 병동이나 외래에서 부가적으로 하던 치료라는 인식이 있습니다. 하지만 이러한 인식은 바뀌어야 할 것 같습니다. 재활의학 관점에서는 환자의 질병상태에만 초점을 두지 않고 질병과 관련된 장해와 이에 따른 장애까지 고려하기 때문입니다. 그래서 심장 재활, 뇌졸중 재활 등 각 질병의 특성에 따른 재활 치료프로그램을 발전시켜 왔습니다. 중환자들의 경우도 중환자실에 있을 때부터 조기 보행(early mobilization)을 포함한 적절한 재활 치료를 시작해야 한다는 움직임과 연구들이 십여 년 전부터 북미지역을 중심으로 시작되었습니다.

오늘날 중환자 재활(ICU rehabilitation)은 단순히 환지의 자세 변경이나 관절가동범위(Range of motion) 운동에 그치지 않고, 중환자가 퇴원 후 보다 독립적인 기능과 생활을 유지할 수 있도록 환자의 신체 기능, 인지기능, 심폐 기능의 보존과 증진을 꾀하는 모든 통합적 치료과정을 포함합니다.

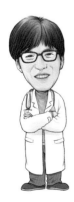

중환자실에서 조기 보행을 시행할 것을 강조하고 있지만, 중환자 재활이 조기 보행만을 의미하는 것은 아닙니다.
중환자 재활이란 중환자의 신체기능, 인지기능, 심폐기능 등의 보존과 증진을 위해 중환자실에서부터 시작하는 모든 통합적인 치료 과정입니다.

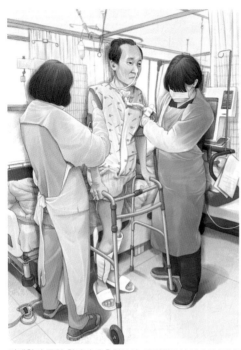

●●● **그림 1-1. 기계환기 중인 환자의 보행 훈련**
기계환기 중인 환자가 호흡치료사, 물리치료사 등으로 구성된 중환자 재활팀의 도움으로 조기 보행을 훈련 중이다.

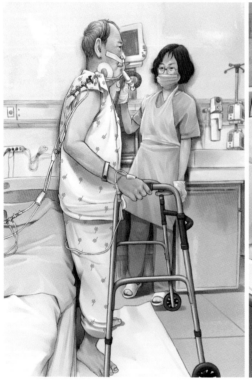
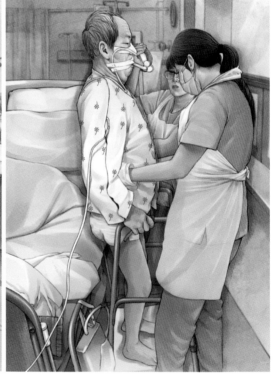

●●● **그림 1-2. 기계환기 중인 환자의 서기(Standing)**

2 중환자 재활 치료의 근거

중환자실을 나가게 되면 예전처럼 지낼 수 있나요?

집중치료증후군(Post-intensive care syndrome) 이란 말이 있어요.

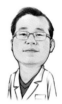

집중치료증후군이란, 중환자실 치료 후 새롭게 생기는 근력의 약화, 인지 장애, 기억 장애, 우울증 등 신체적, 정신적 기능 감소와 이로 인한 삶의 질 저하를 말하는 것으로, 중환자 치료를 받은 환자의 60~80%에서 발생한다고 하며 중증 질환(critical illness)에 이환되면 비교적 조기에 발생할 수 있습니다.[1,2] 집중치료증후군으로 인해, 일부 환자 중에는 중환자실 치료 후 1년이 지나도 질병을 앓기 전의 신체 능력이나 인지 상태로 돌아갈 수 없는 경우도 있고, 특히 급성호흡곤란증후군에서 생존한 65세 이상 노인의 경우, 경도의 인지손상이나(상위 25%) 알츠하이머(Alzheimer) 질환(하위 25%) 정도의 인지 손상이 남게 되기도 합니다.[3-7] 집중치료증후군은 사망률과도 밀접한 연관이 있는데, 집중치료증후군이 있는 환자는 그렇지 않은 환자에 비해 사망률이 높다고 알려져 있습니다.[1,2]

중증 질환에 이환되면 매일 운동능력과 근력이 감소합니다.

중환자의 25~80%에서 운동 능력의 감소를 경험하며 중환자실에서 퇴실한 후에도 지속될 수 있습니다. 기계환기를 받는 경우 비교적 초기에 횡격막 운동 장애가 발생할 수 있으며, 중증 질환 이환 후 매일 1~5.5%씩 근력(muscle strength)이 감소합니다.[1,8-10] 이러한 운동 능력 감소는 중증 질환으로 인한 염증성 사이토카인의 증가, 영양 불균형, 침상에서의 부동 상태 등의 다양한 인자가 영향을 미칩니다.

환자의 동반질환과 치료과정 중 사용한 스테로이드(corticosteroid)나 신경근육차단제, 고혈당, 다발성 장기부전, 장기간의 기계환기 요법 등으로 중증질환신경병증(Critical illness polyneuropathy,

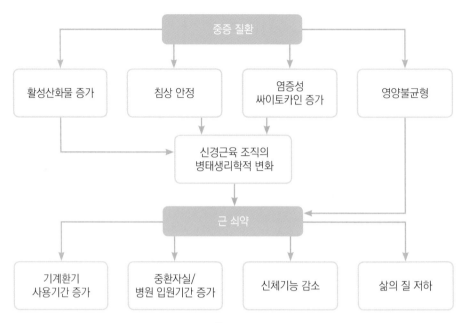

●●● **그림 1-3. 중환자실 획득 쇠약(ICUAW) 발생기전[11]**

환자에게 발생한 중증 질환, 이로 인한 침상 안정 및 부동(immobility)상태, 염증성 사이토카인, 영양 불균형 등의 영향으로 근쇠약이 발생한다.

CIP), 중증질환근육병증(Critical illness myopathy, CIM), 신경근육병증(neuromyopathy)과 같은 중환자실 획득쇠약(ICU acquired weakness, ICUAW)이 발생할 수 있습니다.[9-11] 운동 능력이 감소하면 기계환기 이탈(Weaning)이 어려워져 기계환기 사용 기간이 늘어나고, 입원 기간이 연장되어, 환자당 의료비가 증가하고 치료 후 1년내 사망률도 높아집니다.[9,10]

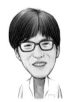 **인지기능 손상과 외상 후 스트레스 장애도 중요한 문제입니다.**

중환자에서 인지기능 손상(Cognitive impairment)과 불안(Anxiety), 우울(Depression), 외상 후 스트레스 장애(post-traumatic stress disorder, PTSD)가 흔히 발생한다고 알려져 있습니다. 중환자의 약 30~80%에서 인지 장애, 8~57%에서 우울증, 23~48%에서 불안 장애, 10~50%에서 외상 후 스트레스 장애가 발생한다고 합니다.[1,2,4,7,12,13] 이러한 정신질환(Psychiatric disorder)은 환자뿐만 아니라 환자의 가족에서도 높은 이환율을 보이며, 10~75%에서 불안을 경험하고 8~42%에서 외상 후 스트레스

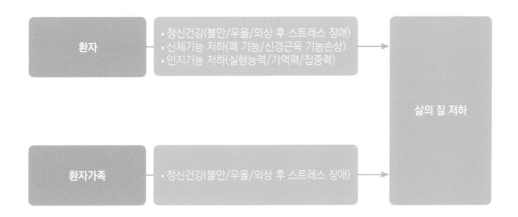

●●○○ **그림 1-4.** 집중치료증후군(Post-intensive care syndrome)[15]

중증 질환으로 인한 중환자실 집중 치료 후 불안, 우울, 외상 후 스트레스장애, 인지기능손상 같은 다양한 정신건강학적 문제를 겪을 수 있다.[104]

장애를 경험하며, 33%에서 불안장애와 우울증 치료약물을 복용할 정도로 악화된다고 보고되고 있습니다.[1,2,14]

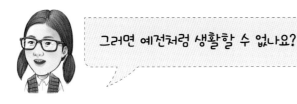

그러면 예전처럼 생활할 수 없나요?

다수의 환자가 일상 생활로 복귀하고 있지만, 중환자 조기 재활이 일상 생활로 돌아가는 데 큰 도움이 됩니다.

대부분의 연구에서 중환자 재활은 기계환기 사용 기간을 줄이고, 중환자실 재원 기간이나 입원 기간을 단축시키며 일상 생활로의 복귀를 앞당기는 장점이 있었습니다.[16-24] 기계환기를 시작한 지 평균 48시간 내에 재활을 시작한 경우 섬망(delirium)의 기간과 기계환기의 기간을 줄일 수 있었고, 퇴원 후 독립적인 생활(예를 들어, 혼자 옷 입기, 혼자 걷기, 혼자 목욕하기 등)은 재활 치료를 한 환자가 그렇지 않은 환자에 비해 잘 적응하는 모습을 보였습니다. 또한 중환자실 재활을 한 환자들은 중환자실 재원 기간이 줄어들고 같은 시간 더 긴 거리를 걸을 수 있었고 의식이 없는 환자라도 자전거 (ergometry)를 이용한 재활 치료가 효과적이었습니다.[18-23] 재활 시작 시점에 대해서는 여전히 논란이 있는데 기계환기를 시작한 지 5일 이후에 재활 치료를 시작한 경우에는 효과가 떨어진다는 보고도 있으며,[26-27] 오히려 충분히 안정되지 않은 상태에서의 조기 재활이 오히려 해로울 수 있다는 점을 지적하기도 합니다. 중환자실 재활 치료라고 하면 주로 운동능력만을 생각하게 되지만, 중환자들은 인지 능력의 보존과 향상을 위한 작업 치료와 정신과 치료 등 다각적인 접근이 필요합니다.

3 중환자실 재활 치료의 안전성

중환자실에서도 재활 치료를 할 수 있나요? 위험하지 않을까요?

중환자 재활 치료는 안전합니다.

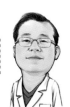

중환자실 재활은 비교적 안전합니다. 중환자실에서 시행하는 재활 치료의 부작용(adverse effect)은 거의 모든 연구에서 5% 이하로 보고되고 있고, 대부분은 환자 몸에 거치된 관(흉관, 비위관 등)이 빠지는 정도이며, 산소 포화도의 감소 같은 중증 부작용은 1% 이하입니다.[22,28-31] 최근에는 기도 삽관이나 혈액투석도관이 재활 치료의 금기가 아니라고 여겨지고 있으며, 국내 연구팀의 보고에서도 심각한 부작용은 없었습니다.[31]

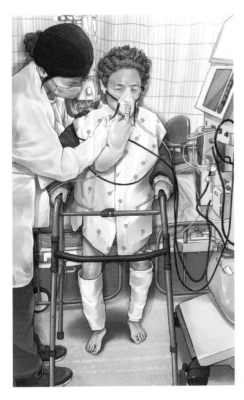

●●●● **그림 1-5.** 지속정맥투석(CRRT) 치료 중인 환자의 재활훈련

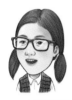

중환자 재활이 위험한 경우도 있나요?

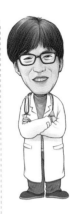

당연히 전문가가 평가하여 혈역학적으로 안정한 상태여야 합니다. 혈역학적으로 불안정 상태라면 중환자 재활을 시작할 수 없습니다.
프로토콜에 따라 환자를 선별하고 금기증을 잘 지키면 안전하게 중환자 재활을 수행할 수 있습니다. 적절한 환자 선택과 중환자 재활을 위해 팀 구성원 사이의 의사소통이 중요합니다.
2014년 중환자재활 전문가들이 모여 발표한 '안전한 보행재활 치료를 위한 분류표'[28]에서는 여러 임상 상황과 질환마다 적용 가능한 재활 치료를 제시하고 있으니 참고하십시오.

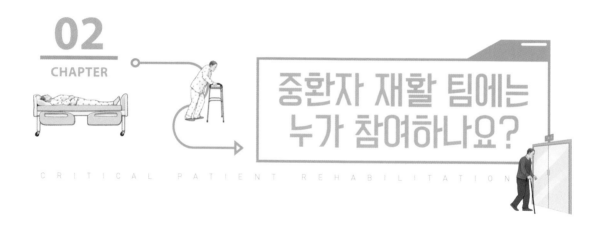

중환자 재활 팀에는
누가 참여하나요?

CRITICAL PATIENT REHABILITATION

1 재활의학적 접근과 다학제 다직종 접근

재활의학 관점에서는 환자의 상태를 평가할 때 단순히 질환만을 평가하지 않습니다. 질환으로 인해 환자의 기능에 장해(impairment)가 나타나게 되고, 환자의 사회참여(participation)를 제한(limitation)하기 때문입니다. 따라서 WHO의 국제기능분류(International Classification of Function, ICF)에서 말하고 있는 질병(disease), 장해(impairment), 장애(disability)의 관계에서 접근할 필요가 있습니다.[32] 예를 들면 척수손상환자를 평가할 때에 환자의 질병상태 즉 척수손상의 정도를 평가하는 데에서 끝내지 않고, 척수손상을 통해 나타날 수 있는 근력 약화(paralysis), 감각 저하(sensory deficit), 방광 및 장기능의 변화(bladder and bowel), 관절 구축(contracture), 통증(pain) 등 다양한 문제들에 대해 평가를 하게 됩니다. 환자는 이러한 문제들로 인해 기본적인 일상생활동작 수행 능력이 감소하고 사회 참여도 제한됩니다. 따라서 환자의 질병상태에만 초점을 두지 않고 질병과 관련된 장해(impairment)와 이에 따른 장애(disability)까지 고려할 필요가 있습니다.

이러한 접근 과정은 기존의 의사 중심적인 접근에서는 수행하기 어렵습니다. 의사(physician), 간호사(nurse), 물리치료사(physical therapist), 작업치료사(occupational therapist), 호흡관리전문간호사* (호흡치료사, respiratory care practitioner) 등 다양한 직종의 의료진들이 팀을 이루어 포괄적인 평가를 시행하는

---

* 호흡치료사 : 폐질환을 가진 환자들을 돌보기 위해 심장학과 호흡기학, 기도관리(advanced airway management) 훈련을 받는 임상 전문가로, 미국의 경우 관련 대학(university) 과정을 졸업하고 국가고시에 합격해야 한다. 호흡관리전문간호사는 중환자실과 응급실에서 인공호흡기와 같은 생명유지장치를 적용하고 관리하며, 환자를 이송할 때 이러한 생명유지장치를 통제, 관리하는 역할을 한다. 외국의 경우 천식 클리닉에서는 교육자로, 소아클리닉에서는 보조임상직원으로, 수면 클리닉에서는 수면장애 진단 등의 일하게 되며 심장 클리닉과 심장조영실 등에서 일할 수 있으나 우리나라에는 정식 과정이 없다.

다학제 다직종 접근이 필요한 이유입니다. 여러 연구들에서 보고된 바와 같이 이러한 접근이 성공하기 위해서는 팀 구성원 모두의 지속적이고, 규칙적인 미팅을 통한 대화가 중요합니다.[33]

중환자 재활에서 다학제 다직종이 효과적으로 기능하기 위해서 필요한 요건들은 다음과 같습니다.

1. 팀의 비전(vision)을 공유하며, 공통의 목표(goal)를 갖는 것.
2. 팀 구성에 물리치료사, 작업치료사, 중환자 의사, 호흡 전문간호사, 중환자실 간호사, 재활의학과 의사를 포함하는 것.
3. 팀의 구성원들은 각자의 특수한 영역에서 대표성을 갖고 책임감을 가질 것.

또한 팀 구성원들은 교육과 훈련을 통해 서로의 역할에 대해 이해하며, 자주 대화를 하고, 팀 미팅을 시행해야 합니다. 팀 미팅에서는 중환자 재활에 포함되어야 할 대상자들을 선별하고, 환자마다 치료 진행상황 등을 서로 공유하여야 효과적으로 기능할 수 있는 팀이 될 수 있습니다.

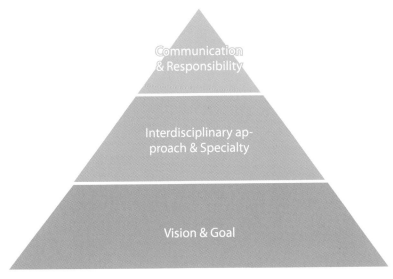

●●● 그림 2-1. 다학제 다직종팀의 요건

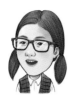

중환자 재활을 하려면 언급한 직종 모두가 필요한가요?

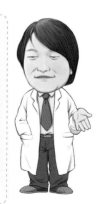

현실적으로 '물리치료사, 작업치료사, 호흡 전문간호사, 중환자 의사, 중환자실 간호사, 재활의학과 의사'로 모두를 포함하는 다학제 다직종팀을 구성하기는 어렵습니다. 하지만 모든 구성원이 완벽하게 갖춰져야 중환자 재활을 할 수 있는 것은 아닙니다.

가능한 범위에서 각 병원의 사정에 맞는 팀을 구성하고 효과적으로 협력하는 것이 중요합니다. 무엇보다 의료진 모두가 중환자실 재활 치료의 필요성을 자각하고 함께 참여하고자 하는 열의가 필요합니다.

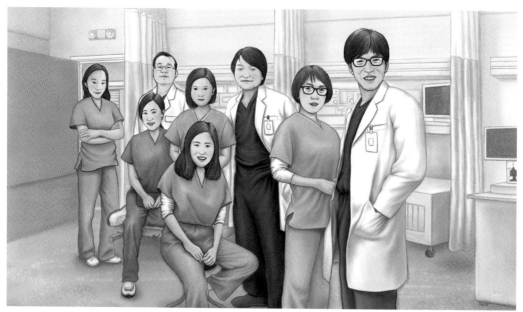

●●● **그림 2-2.** 다학제 다직종팀 : 의사, 호흡관리전문간호사, 물리치료사, 작업치료사, 담당 간호사 등이 유기적으로 소통하고 협동하여야 한다.

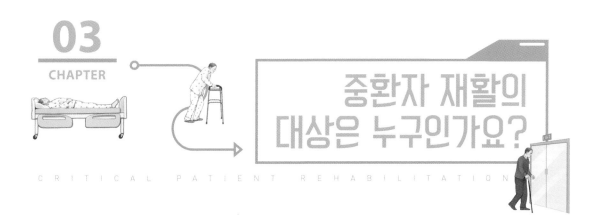

03
CHAPTER

중환자 재활의
대상은 누구인가요?

CRITICAL PATIENT REHABILITATION

1 중환자 재활의 시기와 빈도

중환자 재활은 언제 시작해야 하나요?

중증 질환으로 침상 안정을 하게 되면 대퇴사두근(Quadriceps)의 단면적(cross sectional area)은 매우 빠르게 감소하여 7일 후에는 10% 가량 감소합니다.[34] 이는 침상 안정 상태의 건강한 성인보다 세 배 이상 빠른 속도입니다. 이로 인한 근력 또한 매우 빠르게 감소합니다.[35] 근력평가지표인 MRC (medical Research Council) 점수가 낮을수록 1년 후 사망률이 증가하는 것으로 알려져 있습니다.[17]

환자의 의학적 상태가 허락한다면 일찍 시작하는 것이 좋지만, 급성기 반응이 지난뒤 혈역학적 상태 및 활력징후가 충분히 안정적이어야 합니다.

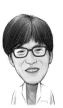

하루에 몇 번, 얼마 동안 해야 하나요?

중환자 진료 시스템이 잘 갖춰진 선진국의 경우 여러 연구를 통해 하루 3회, 하루 60분 가량의 중환자 재활 치료를 권고하고 있지만,[36] 이는 중환자실에 24시간, 365일 중환자실 전문의와 전담 물리치료사 등을 배치할 수 있는 일부 국가에서만 가능합니다. 아직까지는 국내 현실과 각 병원의 현실에 맞는 계획을 세울 수 밖에 없습니다.

외국문헌에서는 1회 20분 이상, 하루 2~3회, 매일 하는 것을 권하고 있답니다.

2 환자 선별

중증 질환으로 중환자실 획득 쇠약(ICUAW)이나 근력쇠약이 의심되는 환자는 어떻게 진단할 수 있나요?

중환자실 유발 근력 약화가 의심되는 환자에게는 전기진단검사 및 근육 생검 검사를 통해 신경기능 손상 여부를 진단하고,[37] 근육병증 여부를 진단할 수 있으며, 근육 초음파를 통해 위축된 근육의 상태를 평가할 수 있습니다.[38]

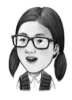

어떤 환자가 중환자 재활을 받을 수 있나요?

중환자 재활을 위해서는 신경근육이완제(neuromuscular blocker)를 사용하지 않는 환자여야 하고, 진정(sedation) 깊이가 얕으며 협조가 가능할 정도로 적절해야 합니다. 즉, 진정 수준을 평가하는 RASS (Richmond agitation sedation scale) (+1~−2) 수준을 유지하는 환자여야 합니다. 섬망이 조절되지 않거나, 초조-불안-흥분 상태에 있거나, 알코올 금단증상, 경련/뇌전간증이 있는 환자는 중환자 재활을 받을 수 없습니다.

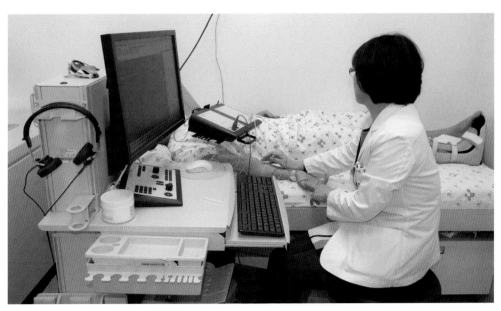

●●○ 그림 3-1. EMG/NCS 검사를 시행하는 모습

따라서 중환자 재활을 안전하게 시행하기 위해서 프로토콜에 따라 환자를 선별하는 것이 중요합니다.

적절한 진정 수준을 유지하여 협조가 가능하여야 중환자 재활을 적절하게 받을 수 있습니다.
특히 중환자실 입원 전, 독립보행과 일상활동이 가능한 신체, 정신 기능에 장애가 없었던 환자들의 경우 적극적으로 중환자 재활을 해보시길 권합니다.

표 3-1. RASS (Richmond agitation sedation scale)[39]

점수	상태	상세기술
+4	Combative	굉장히 공격적인 상태, 치료진에 위협적임
+3	Very agitated	카테터나 튜브를 당기거나 빼는 행동; 공격적임
+2	Agitated	잦은 무의미한 행동, 인공호흡기에 저항
+1	Restless	불안해 보이나 행동이 공격적이지는 않음
0	Alert & Calm	
−1	Drowsy	의식이 완전히 또렷하지는 않으나 깨어 있을 수 있는 상태. 목소리에 눈을 뜨고/눈 맞춤을 10초 이상 할 수 있음
−2	Light sedation	목소리에 잠깐 깨어나나 눈 맞춤이 10초 미만
−3	Moderate sedation	목소리에 움직이거나 눈을 뜨지만 눈맞춤은 불가능
−4	Deep sedation	목소리에 반응 없음. 신체 자극에 움직이거나 눈을 뜸
−5	Unarousable	목소리 및 신체 자극에 반응 없음

표 3-2. M.O.V.E 선별 프로토콜(Safety screening for Early mobilization protocol)[40]

M	심기능 안정성 (Myocardial stability)	24시간 이내 새로운 항부정맥제 사용이 필요한 부정맥이 없어야 하고, 심기능이 안정상태여야 함.
O	기계환기 중 적절한 산소포화도 (Oxygenation adequate on)	산소요구량이 많지 않고, 인공기계환기 사용 시 산소분율(FiO$_2$) 0.6, 호기말양압(PEEP) 10cmH$_2$O 미만일 것.
V	최소량의 승압제 (Vasopressor(s) minimal)	최소한 2시간 이내 승압제를 증량하지 않았을 것
E	소리에 대한 반응도 (Engages to voice)	소리에 충분히 반응할 것.

* 환자가 모든 조건을 만족하여야 다음 단계로 올라설 수 있습니다.

표 3-3. 중환자 재활을 위한 물리치료/인지치료를 시작할 수 없는 금기증[41]

1	평균 동맥혈압 〈 65 mmHg 또는 평균 동맥압 유지를 위해 적지 않은 승압제를 사용해야 할 경우
2	심박수 〈 40회/분, 〉130회/분
3	호흡수 〈 5회/분, 〉40회/분 또는 급성 호흡부전이 진행하고 있는 경우
4	말초산소포화도(pulse oximetry) 〈 88%
5	두개강내압(intracranial pressure)이 증가하였거나 급성 뇌출혈이 있는 경우
6	현성 위장관 출혈
7	급성심근경색이나 급성관상동맥질환, 새로운 심부정맥이 있을 때
8	응급 처치가 필요한 상황
9	재활시작 30분 이전 진정제 투약이 필요한 불안, 초조 증상이 있는 경우
10	기도유지장치 또는 인공기도장치의 이탈이 우려되는 경우
11	기계환기 사용 중으로 산소분율(FiO$_2$) ≥ 0.8, 호기말양압 ≥12cmH$_2$O인 경우
12	신경근육차단제(neuromuscular blocker)를 투여중인 경우
13	척추 손상 또는 사지골절로 안정이 필요한 경우
14	복강내압이 증가하였거나 개방성 복부 상처가 있는 경우, 상처봉합 부위의 열개(dehiscence)가 우려되는 경우
15	임종이 예상되는 회복 불가능 상태의 경우
16	심한 빈혈(Hb 〈 7.0 g/dL and/or Hct 〈 20%) 또는 출혈성 경향/위험이 높은 경우(Platelet 〈 50K/mm^3, prolonged PT INR 〉3)
17	심한 중성구 감소증
18	심한 발열이나 고열
19	심한 설사나 구토, 탈수 상태

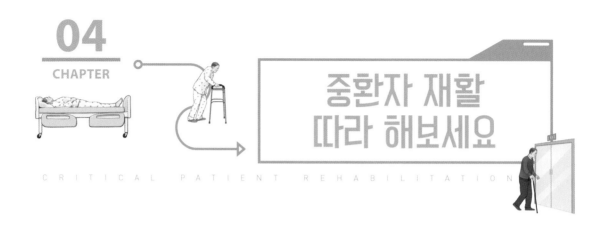

04
CHAPTER

중환자 재활 따라 해보세요

CRITICAL PATIENT REHABILITATION

---

① 시작 전 준비

중환자 재활을 하려면 간호사가 미리 준비해야 할 것들이 있을까요?

좋은 질문이에요. 재활을 시작하기 전에 다음의 것들을 준비하는 것이 필요합니다.

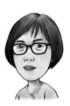

① 재활도중 인공호흡기의 도움을 필요로 하는 환자는 미리 이동용 인공호흡기와 휴대용 모니터를 준비해서 연결한다.

② 중심정맥관, 동맥혈압모니터 카테터, 정맥투여관, 경비관튜브를 포함한 각종 카테터들이 걸리거나 빠지지 않도록 정리한다.

③ 배변 유무 확인 후 환자용 기저귀를 착용하고 소변백은 비워준다.

④ 환의를 입히고 미끄럼방지 양말 혹은 신발을 신도록 한다(슬리퍼는 낙상의 위험이 있으므로 차라리 맨발이 더 안전할 수 있다. 발에 맞지 않는 실내화는 오히려 도움이 되지 않는다).

⑤ 환자의 활력 징후(vital sign)를 측정하고 기록한다.

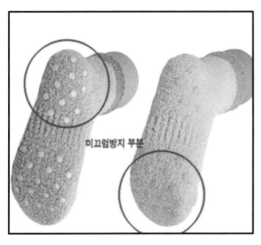

●●● 그림 4-1. 미끄럼방지 양말

치료사는 무엇을 준비해야 할까요?

팀원들과 함께 각종 관의 위치를 정리하고, 재활 치료에 적합한 복장과 준비물을 갖추었는지 확인해야 합니다. 무엇보다 환자가 재활 치료를 시작할 수 있는 상태인지 평가하고 환자의 치료 참여 의사를 확인합니다.

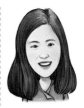

중환자는 여러 약물의 정맥투여를 위한 관(line)과 인공기도(airway) 유지를 위한 기도 내 튜브, 그외 부착물들을 가지고 있습니다. 중환자 재활 중 치료사가 환자의 피부와 접촉할 때 일부 환자는 아파하거나 거부감을 느낄 수도 있습니다. 또 창피함을 호소하는 환자도 있습니다. 재활 치료 중 낙상과 같은 안전사고를 방지하기 위해서도 적절한 환자복을 입어야 합니다. 중환자실 바닥이 미끄러울 경우 실내화(운동화)나 미끄러짐 방지 양말을 착용하면 좋습니다. 중환자들은 소변량 모니터를 위한 요도 내 카테터를 한 경우가 많고 기저귀를 착용하고 있기도 합니다. 치료 시작 전 소변주머니를 비우고 배뇨나 변의가 있는지도 세심히 물어보는게 좋습니다. 간혹 설사가 잦은 환자들은 재활 치료를 불편해할 수도 있습니다. 무엇보다 재활 전 환자에게 참여 여부를 물어보고, 그날 환자의 재활 치료 가능성을 평가하고 목표를 설정하는 팀원들간의 소통과 토론이 필요합니다.

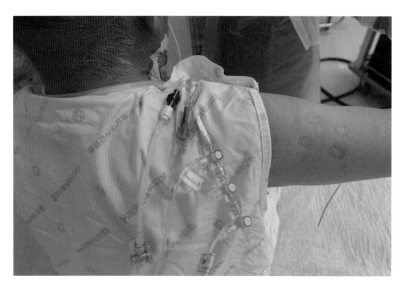

●●● **그림 4-2.** 중심정맥관과 수액라인을 정리한 모습

2 기능평가

1) 신체기능평가(Physical Function)

중환자 재활을 시작하기 전에 환자에 대한 평가가 필요합니다. 중환자실 의사와 간호사들은 환자의 활력 징후나 산소 요구량, 질병 상태 등은 잘 이해하고 있지만 환자의 기능적 능력, 인지능력, 관절가동범위, 근력, 자세, 균형 등에 대해서는 치료사들과 재활의학 의사들이 평가해야 합니다. 중환자실에서 사용할 수 있는 여러 가지 평가 도구가 있으니 잘 알아두어야 하겠습니다.

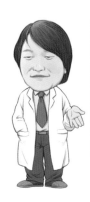

주의할 것은 이러한 신체기능과 인지기능평가 도구는 진단을 위한 도구가 아니라는 점입니다. 환자의 회복 여부에 따라, 시간에 따라 신체기능과 인지기능은 변화합니다. 평가 도구를 이용하여 반복적으로 측정하면 현재 환자의 상태를 과거 또는 미래와 비교할 수 있으며, 다음 단계에 필요한 재활 치료의 수준과 목표를 환자에 맞추어 재설정할 수 있게 됩니다.

(1) 도수근력평가(Manual Muscle Test, MMT)

Manual Muscle Test (MMT)는 중력과 도수저항에 대하여 얼마나 효율적으로 운동을 수행할 수 있는지 각각의 근육 및 근육군의 기능과 힘을 평가하는 과정입니다. MMT는 의학적 문제를 평가하는데 사용할 수 있으나 중추신경계의 병변으로 대뇌피질의 조절능력이 소실되어 근긴장의 변화가 있는 경우 한계가 있습니다. 근력을 평가하기 위하여 치료사는 충분한 해부학적 지식이 있어야 합니다. 치료사는 예리한 관찰자이어야 하고, 근력검사에서 아주 미세한 근수축과 운동 그리고 근육의 위축과 대상작용 혹은 속임수 동작을 구분할 수 있기 위하여 많은 경험을 쌓아야 합니다. 근력을 도수로 평가하는 방법은 환자의 현재상태와 진행과정 그리고 치료 프로그램의 효과를 평가하는 데 필수적입니다.[42]

표 4-1. 도수근력평가표[42]

등급	(%)	질적 가치	근력
5	100	Normal	최대 저항과 중력에 대항하여 완전한 가동 범위의 움직임
4	75	Good	중등도의 저항과 중력에 대항하여 완전한 가동 범위의 움직임
3	50	Fair	저항을 주지 않고 중력에 대항하여 완전한 가동 범위의 움직임
2	25	Poor	중력이 작용하지 않는 자세에서 완전한 가동 범위의 움직임
1	10	Trace	관절의 움직임 없이 약간의 근수축 관찰
0	0	Zero	근수축이 관찰되지 않음

(2) Medical Research Council, MRC

Medical Research Council (MRC)는 양쪽 팔다리에 있는 세 가지 근육군의 근력을 평가하는 검사법으로 각 항목 당 0~5점으로 구성됩니다(표 4-2).[43,44] 이 검사법은 기계환기를 받는 길랑-바레 증후군(Guillain Barre syndrome) 환자들에서 검사자 사이 높은 신뢰도를 보였습니다. 질병의 범위를 기록하고 시간에 따른 변화를 추적하는데 사용할 수 있습니다.[45]

표 4-2. 근력평가를 위한 Medical Research Coucil (MRC) 평가 점수표 예시[44, 46]

동작 평가	점수					동작 평가	점수				
우측	1	2	3	4	5	좌측	1	2	3	4	5
1. 손목 폄						1. 손목 폄					
2. 팔꿈치 굽힘						2. 팔꿈치 굽힘					
3. 어깨 벌림						3. 어깨 벌림					
4. 발목발등 굽힘						4. 발목발등 굽힘					
5. 무릎 폄						5. 무릎 폄					
6. 엉덩관절 굽힘						6. 엉덩관절 굽힘					
총점											

· 최대 점수: 60(사지 네 곳: 사지마다 15점 최대 점수와 3개의 움직임)
· 최소 점수: 0(사지마비)

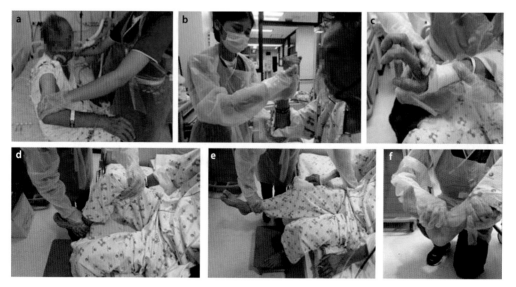

●●● 그림 4-3. 근력평가 예시

a. 어깨 벌림(5/4) b. 팔꿈치 굽힘(5/4) c. 손목 폄(5/4) d. 엉덩관절 굽힘(5/4) e. 무릎 폄(5/4) f. 발목발등 굽힘(5/4)
단, 평가 자세는 환자의 근력에 따라 달라질 수 있다.

(3) 기능적 독립 평가도구(Functional Independence Measure, FIM)

Functional Independence Measure (FIM)는 신체나 인지장애를 가진 환자들의 일상생활 활동에 필요한 독립적 수행능력을 객관적으로 평가하는 방법으로 돌봄의 난위도를 대변할 수 있는 지표로 널리 사용되고 있습니다. FIM을 이용하여 환자의 경과 등 변화와 재활치료의 결과를 측정할 수 있으므로 임상에서 유용하게 사용할 수 있습니다. 하지만 이를 사용하기 위해서는 www.udsmr.org를 통해 가입하고 자격을 인정받은 연구자에 한해서만 사용할 수 있습니다. 검사자 간 신뢰도가 높습니다.[47] 신변처리(옷 입기, 식사하기 등), 대·소변 조절, 이동(침대-의자로 이동), 걷기/휠체어 사용과 계단 오르기 영역의 운동기능 4개 범주와 의사소통, 사회적 인지 영역(사회적 기억 등)의 인지기능 2개 범주, 총 18 개 항목으로 이루어져 있습니다. FIM은 각 항목 당 의존 정도에 따라 1~7점의 점수를 부여하여 총점 126점이 됩니다.[48]

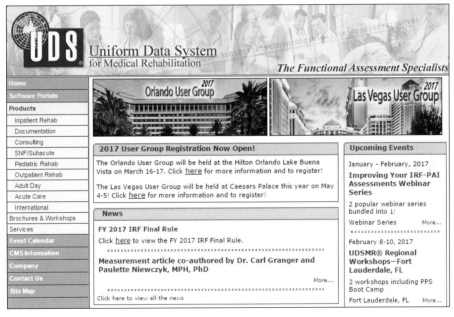

www.udsmr.org

표 4-3. 기능적 독립 평가도구 (FIM)[48]

	7. 완전 독립 6. 부분 독립		도와주는 사람 없음
	부분 의존 5. 지도 감독(환자의 수행정도 = 100% +) 4. 단순 보조(환자의 수행정도 = 75% +) 3. 중간보조(환자의 수행정도 = 50% +) 완전 의존 2. 최대보조(환자의 수행정도 = 25% + α) 1. 완전보조(환자의 수행정도 = 25%이하 + α)		도와주는 사람 있음
	입원	퇴원	외래
스스로 돌보기			
A. 먹기			
B. 꾸미기			
C. 목욕하기			
D. 상의 입기			
E. 하의 입기			
F. 화장실 사용하기			
괄약근 조절하기			
G. 소변 가리기			
H. 대변 가리기			
이동			
I. 책상.의자.휠체어			
J. 화장실			
K. 욕조/샤워			
운동능력			
L. 걷기/휠체어	w( ) c( ) b( )	w( ) c( ) b( )	w( ) c( ) b( )
M. 계단	w( ) c( ) b( )	w( ) c( ) b( )	w( ) c( ) b( )
운동-중간합계 점수			
의사소통			
N. 이해/지각력	a( ) v( ) b( )	a( ) v( ) b( )	a( ) v( ) b( )
O. 표현	v( ) n( ) b( )	v( ) n( ) b( )	v( ) n( ) b( )

사회, 인지			
P. 사회 상호작용			
Q. 문제해결능력			
R. 기억력			
인지- 중간합계점수			
총점			

W: walk ; C: wheelchair ; B: Both ; A: Auditory ; V: Visual ; B: Both ; V:Vocal ; N:Non-vocal ; B: Both

(4) 중환자실용 기능상태 점수(Functional Status Score for the ICU, FSS-ICU)[49-51]

Functional Status Score for the ICU (FSS-ICU)는 FIM의 기능적 과제영역 2개 외에 중환자실 환경에서 수행할 수 있는 과제영역 3개가 추가됩니다. 5개 기능 과제는 FIM의 7점 척도를 사용하고, 점수가 높을수록 기능이 높은 것을 의미합니다. FSS-ICU는 입원환자의 재활에서 사용되는 FIM과 비슷한 서열척도를 이용하는데 기능 범주는 1~7점 척도입니다. FSS-ICU에는 중환자들에게 필요한 과제영역을 포함하고 있습니다. FSS-ICU는 보행 전 범주(rolling, supine-to-sit transfers, unsupported sitting) 3개와 보행 범주(sit-to-stand transfers, ambulation) 2개가 있습니다. 각각의 기능 범주는 1~7점 척도를 사용하고, 1점은 전적인 도움을 뜻하며 7점은 완전한 독립을 뜻합니다. Zanni 등의 연구에서처럼 환자가 신체적 제한이나 건강상태 때문에 과제를 수행할 수 없으면 0점을 부여합니다. 결국 5개 범주의 총합은 0~35점이 됩니다. FSS-ICU는 현재 국내 의료진이 한글판 개발과 타당도, 신뢰도 검증 연구를 진행하고 있습니다.

표 4-4. 중환자실용 기능상태점수(FSS-ICU)[51]

FSS-ICU 범주	
보행 전 범주	보행 범주
구르기	앉기에서 서기로 이동
앙와위에서 앉기로 이동	보행
지지 없는 앉기	누적된 FSS-ICU 점수

FSS-ICU 범주는 0에서 7등급까지 기능적 독립 측정 등급 사용으로 평가된다. 0 = 수행할 수 없음 1 = 모든 지지, 2 = 최대 지지, 3 = 중등도 지지, 4 = 최소 지지, 5 = 감독, 6 = 중등도 독립, 7 = 완전 독립.

(5) 중환자실 신체기능 평가(Physical Function ICU Test, PFIT)

Physical Function ICU Test (PFIT)는 중환자실에 입원 중인 환자의 근력과 기능의 변화를 평가하는 검사법입니다.[52] PFIT는 의사와 연구자가 치료 효과를 평가하고 중환자의 기능적인 신체 능력을 객관적으로 비교하는데 도움이 됩니다. PFIT는 운동 자각도(Borg scale)와 함께 사용하면 환자에게 적절한 운동 강도를 객관적으로 처방할 수 있습니다. 예를 들면, '제자리 걷기'의 소요 시간 비율은 다음 단계 재활을 시작하는 척도가 되고 환자가 회복할수록 시간이 늘어날 겁니다. 이 운동처방은 6분보행검사(6MWT)[53]로 결과를 평가하고 운동처방을 하는 호흡재활 등 다른 치료를 받는 환자들에게도 사용할 수 있습니다. 이러한 방식은 환자가 자신의 능력에 맞는 적절한 수준으로 운동처방을 받을 수 있고 예정된 시점에서 트레이닝 반응(목표)을 달성하는데 도움이 됩니다.

(6) 일어나서 걷기 검사(Timed "Up and Go", TUG)

　Timed Up and Go (TUG)는 동적 균형 능력을 평가하기 위한 평가도구입니다. 팔걸이가 있는 고정된 의자에 앉았다가 일어서서 3m의 평지를 걸어갔다가 반환점을 되돌아 걸어와서 의자에 다시 앉을 때까지의 시간을 초시계로 측정합니다.[54] 독립적인 보행이 되지 않는 환자는 보조도구(지팡이, 보행기 등)를 이용해도 좋지만 절대 신체적 도움을 주어서는 안됩니다(신체적 보조의 정도는 정량화하기 어렵기 때문입니다). 검사자는 측정자의 "준비", "출발"이라는 지시에 따라 수행을 하면 됩니다. 익숙하지 않은 경우라면 바닥효과(floor effect)를 가져올 수 있기 때문에 측정 전에 연습하는 과정을 거치도록 합니다.

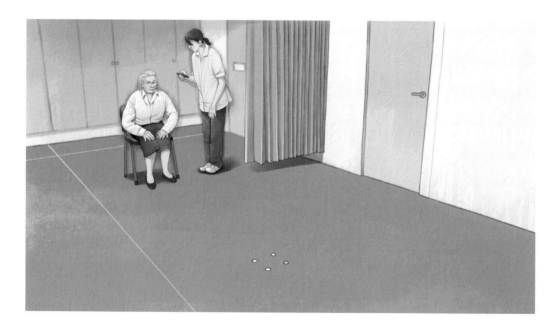

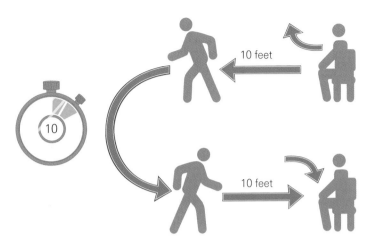

●●● **그림 4-4.** 일어나서 걷기 검사, Timed "Up and Go"

표 4-5. 일어나서 걷기 검사의 절차

1	전방에 장애물이 없게 한다.
2	팔걸이가 있는 의자를 사용한다.
3	3미터 지점에 테이프와 같은 것으로 표시를 한다.
4	전체시간을 초시계를 사용하여 "시작"이라는 말을 하는 시점부터 환자가 의자에 다시 앉는 시간까지를 기록한다.

(7) 급성기 치료 후 활동성 척도(Activity Measure for Post-Acute Care, AM-PAC)[10]

Activity Measure for Post-Acute Care (AM-PAC)™는 보스턴 대학교의 건강장애연구소에서 개발한

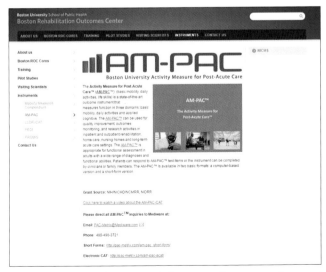

Available from http://www.bu.edu/bostonroc/instruments/am-pac/

활동 제한성을 평가하는 도구입니다.[55] AM-PAC는 입원 중이거나 급성기 치료 후에 외래에서 치료를 받는 상태 중 대부분의 성인이 경험하는 일상적인 기능적 활동을 검사합니다.

AM-PAC은 3가지 기능적 영역이 있으며, 각각 기본 움직임(Basic mobility) 131개, 일상 활동(Daily activity) 88개, 인지기능(Applied cognitive) 50개로 구성되어 있습니다.

열거된 기능적 영역을 검사하기 위해 개발된 새로운 항목, 재활 및 급성 후 프로그램에 사용되는 기존의 평가 도구에 있는 항목. AM-PAC의 항목은 모두 일상생활을 수행하는 개인의 능력을 다양한 측면(어려움, 보조, 제한 등)에서 평가하기 위한 것입니다.[13] 현재 미국에서 가장 많이 활용되고 있으며 매년 400달러를 지불하면 사용이 가능한 평가 도구입니다.

(8) 몸통장애척도(Trunk Impairment Scale, TIS)

Trunk Impairment Scale (TIS)은 뇌졸중 환자의 체간 운동 손상을 평가하는 평가 도구입니다.[56] TIS는 몸통 움직임의 협응력과 앉은 자세에서의 정적 및 동적 균형을 평가합니다. 각 항목마다 시작 자세는 동일합니다. 환자는 침대나 치료 테이블의 가장자리에 기대거나 손을 짚지 않고 앉습니다. 허벅지를 침대나 테이블에 완전히 접촉시키고, 양발은 엉덩이 너비만큼 벌려 바닥에 놓습니다. 무릎은 90°로 굽힙니다. 양팔은 다리 위에 놓습니다. 평가 중 마비측 팔의 긴장도가 높아지면 시작자세로 돌아갑니다. 머리와 몸통은 가운데로 정렬합니다. 첫 번째 항목에서 0점이면 총점은 0점입니다. 각 항목마다 3번 수행하여 가장 높은 점수를 기록합니다. 환자는 별도로 연습하지 않습니다.

●●● 그림 4-5. 몸통장애척도 검사

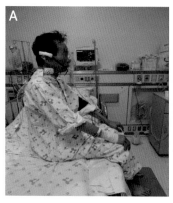
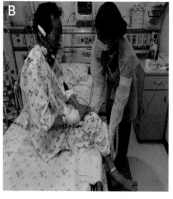
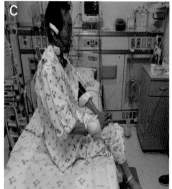

Static sitting balance
a. 환자는 시작 자세를 취합니다(침대가 너무 높은 경우 환자의 무릎을 90°로 굴곡시키고 발을 고정시킬 수 있도록 발판을 사용하여 높이를 맞춰야 합니다). b. 치료사가 환자의 비마비측 다리를 마비측 다리 위로 교차시켜 줍니다. c. 환자 스스로 비마비측 다리를 마비측 다리 위로 교차시켜 줍니다.

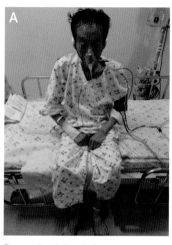 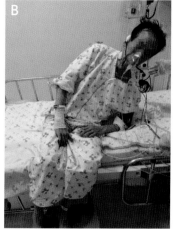 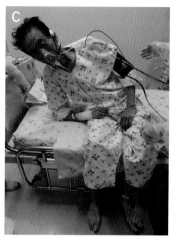

Dynamic sitting balance

a. 시작 자세 b. 환자는 마비측 팔꿈치로 침대를 찍는 모습입니다. 환자의 발이 미끄러진 모습을 볼 수 있습니다. c. 환자가 비마비측 팔꿈치로 침대를 찍는 모습입니다. 환자가 넘어질 경우를 대비하기 위해 치료사는 옆에서 준비하고 있어야 합니다.

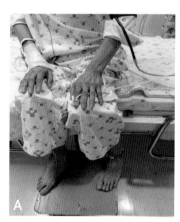 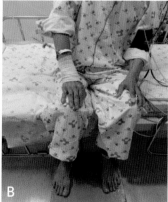

Static sitting balance

a. 환자는 마비측 골반을 들어 올리는 모습입니다. 이때 마비측 뒤꿈치를 들어 보상작용을 하는 모습을 볼 수 있습니다. b. 환자가 비마비측 골반을 드는 모습입니다.

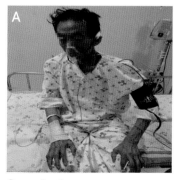 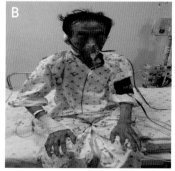

Co-ordination

a. b. 환자는 상부체간을 회전시키는 모습입니다. 양쪽이 비대칭적으로 움직입니다.

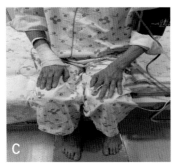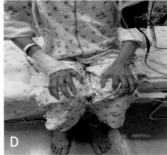

c. d. 환자가 하부체간을 움직이는 모습입니다. 이때 상부체간은 시작 자세로 유지해야 합니다.

표 4-6. **몸통장애척도(Trunk Impairment Scale)**[57]

항목		
1	**Static sitting blance** 시작 자세	·환자가 팔로 지지하지 않으면 넘어지거나 10초 동안 시작 자세를 유지하지 못한다. ☐ 0 ·10초 동안 시작 자세를 유지한다. ☐ 2 *'0'점인 경우 TIS의 총점은 '0'점*
2	시작 자세에서 치료사가 비마비측 다리를 마비측 다리 위에 교차시킨다.	·환자가 팔로 지지하지 않으면 넘어지거나 10초 동안 시작 자세를 유지하지 못한다. ☐ 0 ·환자가 앉은 자세를 10초 동안 유지한다. ☐ 2
3	시작 자세에서 환자가 비마비측 다리를 마비측 다리 위에 교차시킨다.	·환자가 넘어진다. ☐ 0 ·환자가 침대나 테이블에 팔의 지지 없이 다리를 교차시키지 못한다. ☐ 1 ·환자가 다리를 교차시키지만 몸통이 10cm 이상 뒤로 기울어지거나 손으로 다리를 넘긴다. ☐ 2 ·환자가 몸통을 뒤로 기울이거나 손을 쓰지 않고 다리를 교차한다. ☐ 3 **Total static sitting balance** /7
1	**Dynamic sitting blance** 시작 자세에서 환자에게 마비측 팔꿈치가 침대나 테이블에 닿게 (마비측 체간은 짧게 하고 비마비측은 길게 함으로서) 한 후 시작 자세로 돌아오게 한다.	·환자가 넘어지거나 상지로 기대거나, 팔꿈치가 침대나 테이블에 닿지 않는다. ☐ 0 ·환자가 도움 없이 능동적으로 움직이고, 팔꿈치가 침대나 테이블에 닿는다. ☐ 1 *'0'점인 경우 2번 및 3번 항목도 '0'점 처리한다*
2	1번 항목을 반복한다.	·환자가 치료사의 지시대로 수행하지 못하거나 마비측 체간이 길어지고 비마비측이 짧아진다. ☐ 0 ·환자가 적절히 마비측 체간을 짧게 하고 비마비측은 길게 한다. ☐ 1 *'0'점인 경우 3번 항목도 '0'점 처리한다*
3	1번 항목을 반복한다.	· 환자가 다음과 같은 보상작용을 한다: (1) 상지의 사용, (2) 반대쪽 고관절 외전, (3) 고관절 굴곡(팔꿈치가 대퇴골 근위부 1/2을 지나서 테이블이나 침대에 닿는 경우), (4) 슬관절 굴곡, (5) 발의 미끄러짐 ☐ 0 ·환자가 보상작용 없이 움직인다. ☐ 1

4	시작 자세에서 환자에게 비마비측 팔꿈치가 침대나 테이블에 닿게(비마비측 체간을 짧게하고 마비측은 길게 함으로서)한 후 시작 자세로 돌아오게 한다.	·환자가 넘어지거나 상지로 기대거나, 팔꿈치가 침대나 테이블에 닿지 않는다.	☐ 0
		·환자가 도움없이 능동적으로 움직이고, 팔꿈치가 침대나 테이블에 닿는다.	☐ 1
		'0'점인 경우 5번 및 6번 항목도 '0'점 처리한다	
5	4번 항목을 반복한다.	·환자가 치료사의 지시대로 수행하지 못하거나 마비측 체간이 짧아지고 비마비측이 길어진다.	☐ 0
		·환자가 적절히 비마비측 체간을 짧게 하고 마비측은 길게 한다.	☐ 1
		'0'점인 경우 6번 항목도 '0'점 처리한다	
6	4번 항목을 반복한다.	·환자가 다음과 같은 보상작용을 한다: (1) 상지의 사용, (2) 반대쪽 고관절 외전, (3) 고관절 굴곡(팔꿈치가 대퇴골 근위부 1/2을 지나서 테이블이나 침대에 닿는 경우), (4) 슬관절 굴곡, (5) 발의 미끄러짐	☐ 0
		·환자가 보상작용 없이 움직인다.	☐ 1
7	시작 자세에서 환자에게 침대나 테이블에서 마비측 골반을 들어올리고(마비측 체간은 짧게 하고 비마비측을 길게 함으로써) 다시 시작 자세로 돌아온다.	·환자가 치료사의 지시대로 수행하지 못하거나 마비측 체간이 길어지고 비마비측이 짧아진다.	☐ 0
		·환자가 적절히 마비측 체간을 짧게 하고 비마비측은 길게 한다.	☐ 1
		'0'점인 경우 8번 항목도 '0'점 처리한다	
8	7번 항목을 반복한다.	·환자가 다음과 같은 보상작용을 한다: (1) 상지의 사용, (2) 마비측 발뒤꿈치 들기(push off: 발뒤꿈치가 바닥에서 떨어진다.)	☐ 0
		·환자가 보상작용 없이 움직인다.	☐ 1
9	시작 자세에서 환자에게 침대나 테이블에서 비마비측 골반을 들어올리고(비마비측 체간은 짧게 하고 마비측을 길게 함으로써) 다시 시작 자세로 돌아온다.	·환자가 치료사의 지시대로 수행하지 못하거나 비마비측 체간이 길어지고 마비측이 짧아진다.	☐ 0
		·환자가 적절히 비마비측 체간을 짧게 하고 마비측은 길게 한다.	☐ 1
		'0'점인 경우 10번 항목도 '0'점 처리한다	
10	9번 항목을 반복한다.	·환자가 다음과 같은 보상작용을 한다: (1) 상지의 사용, (2) 비마비측 발뒤꿈치 들기(push off: 발뒤꿈치가 바닥에서 떨어진다.)	☐ 0
		·환자가 보상삭용 없이 움직인다.	☐ 2
		Total static sitting balance	**/10**
1	**Co-ordination** 시작 자세에서 환자에게 상부체간을 6회 회전시키는데(양쪽 어깨가 앞으로 3회 움직여야 함), 마비측부터 움직여야 하고 머리는 시작 자세로 유지해야 한다.	·마비측이 3회 움직이지 않는다.	☐ 0
		·회전이 비대칭적으로 일어난다.	☐ 1
		·회전이 대칭적으로 일어난다.	☐ 2
		'0'점인 경우 2번 항목도 '0'점 처리한다	
2	6초 내에 1번 항목을 반복한다.	·회전이 비대칭적으로 일어난다.	☐ 0
		·회전이 대칭적으로 일어난다.	☐ 1
3	시작 자세에서 환자에게 하부 체간을 6회 회전시키는데(양쪽 무릎이 앞으로 3회 움직여야 함), 마비측부터 움직여야 하고, 상부 체간은 시작 자세로 유지해야 한다.	·마비측이 3회 움직이지 않는다.	☐ 0
		·회전이 비대칭적으로 일어난다.	☐ 1
		·회전이 대칭적으로 일어난다.	☐ 2
		'0'점인 경우 4번 항목도 '0'점 처리한다	
4	6초 내에 1번 항목을 반복한다.	·회전이 비대칭적으로 일어난다.	☐ 0
		·회전이 대칭적으로 일어난다.	☐ 2
		Total static sitting balance	**/6**
		Total Trunk Impairment Scale	**/23**

환자는 각 항목을 수행하면서 수정 및 보완할 수 있습니다. 환자에게 각 항목을 구두(verbal)로 설명해 줄 수 있으며 필요하다면 시범을 보여줍니다.

(9) 자각적 피로도 척도(Rating of Perceived Exertion, RPE)

Rating of Perceived Exertion (RPE)는 운동강도의 표시법 중 하나로 환자 스스로 느끼는 운동강도를 '아주 수월하다'부터 '아주 힘들다'까지 15단계로 나누어 점수(6~20)를 매기는 주관적인 척도입니다.[58,59]

표 4-7. 자각적 피로도 척도

6		
7	Very very light	매우 편하다
8		
9	Very light	약간 편하다
10		
11	Light	편하다
12		
13	Fairly hard	약간 힘들다
14		
15	Hard	힘들다
16		
17	Very hard	매우 힘들다
18		
19	Very very hard	최대로 힘들다
20		

자각적 피로도를 6~20의 숫자로 나타낸다. 그 값에 10배를 하면 거의 심박수와 일치한다.

(10) Borg exertion scale

Borg Rate of perceived exertion[59,60]은 중재 전과 후의 환자가 자각한 피로도를 평가하기 위해 사용합니다. Borg Rate of perceived exertion은 여러 가지 운동의 다양한 범위에 걸쳐 육체적인 노력의 자각을 설명하기 위해 고안되었습니다. 등급은 "매우 매우 가볍다"에서 "매우 매우 힘들다"로 언어적 표현과 1-10까지의 숫자 범주로 구성됩니다.

표 4-8. Borg exertion scale

Borg Rate 자각 피로 척도 0-10	
0	휴식
1	정말 쉬움
2	쉬움
3	중등도
4	약간 힘듦
5	힘듦
6	
7	정말 힘듦
8	
9	정말, 정말 힘듦
10	최대 ; 내 최대한의 힘을 다함

표 4-9. 신체기능 평가도구 요약[61]

Overall Examination Schema for Intensive Care Unit-Acquired Weakness and Related Conditions

	신체기능 및 구조	활동성	참여 및 건강관련 삶의 질	의료 이용
평가도구	Vital signs at rest, during activity, after activity, and during recovery Pulmonary function Grip dynamometry Range of motion Manual muscle testing/MRC sum score Deep tendon reflex CAM-ICU RASS	FIM-based scoring for bed mobility, transfers, and gait FSS-ICU Barthel Index Modified Rankin Scale Time to first able to achieve functional milestones PFIT Five-Times-Sit-to-Stand Test Berg Balance Scale(R01 NR-11051 in progress) Timed "Up & go" Test Six-Minute Walk Test	SF-36 RAND Assessment of Quality of Life and Utility Instrument St. Georges Respiratory Questionnaire	ICU length of stay Hospital length of stay Hospital readmission

α FIM=Functional Independence Measure, SF-36=Item Short-Form Health Survey questionnaire, ICU=intensive care unit, FSS-ICU=Functional Status Score for the ICU, RAND=RAND 36-Item Health Survey, MRC=Medical Research Council, PEIT=Physical Function in the ICU Test, CAM-ICU=Confusion Assessment Method for the Intensive Care Unit, RASS=Richmond Agitations-Sedation Scale.

2) 인지기능평가(Cognitive Function)

중환자의 인지기능 손상은 인지기능 전영역(global cognition)에서 발생하며, 특히 주의집중(attention), 기억력(memory), 처리 속도(processing speed), 실행기능(executive function) 영역 손상이 특징입니다.[4]

중환자 재활에서 인지기능을 평가하는 목표는 즉각적인 관리를 시작하고, 중환자실 퇴실 후 일상생활로 복귀하도록 돕는 것입니다.

인지기능 평가는 언제 해야 하나요?

중환자의 인지기능 평가는 환자가 의학적, 혈역학적으로 안정적일 때 진행이 가능합니다. 환자의 질병상태나 활력징후가 불안정하면 어쩔 수 없겠지만, 중환자실의 환경 제약, 평가 시간 부족 등 환자의 인지기능을 평가하는데 많은 제약이 있습니다. 무엇보다 의료진들이 인지기능 평가에 관심을 가져야 가능하겠지요.

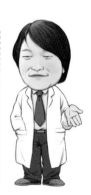

중환자의 인지기능을 평가할 때 사용 가능한 방법은 무엇인가요?

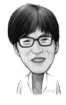

위와 같은 제약 때문에 평가 시간이 길거나, 물리적으로 넓은 공간을 필요로 하는 진단 평가는 수행하기 어렵겠지요.

이 장에서는 중환자의 상태 및 중환자실 환경에서 사용 가능한 판별 도구(screening test)를 위주로 소개하고자 합니다.

표 4-10. 한국판 MMSE (Korean Version of Mini- Mental State Examination : MMSE-K)

지남력(Orientation)

1. 오늘은 □□□□년, □□월, □□일, □요일, □□계절 □ 5

2. 당신의 주소는   시   군(구)   면(리, 동) □ 3

   여기는 어떤 곳입니까?(예. 교회, 식당, 학교, 시장, 가정집 등) □ 1

3. 여기는 무엇을 하는 곳입니까?(노인정, 마당, 안방, 화장실 등) □ 1

   □ 3

기억등록(Registration)

4. 물건 이름 기억하기(예. 사과, 책상, 동전 / 물, 이불, 젓가락)

   (첫번 시행에서 반복한 것만 점수를 준다. 6회까지 반복) □ 3

기억회상(Recall)

5. 3분 내지 5분 뒤에 위의 물건 이름들을 회상 □ 5

   (8번을 시행한 후에 실시해 주세요.)

주의집중 및 계산(Attention & Calculation) □ 2

6. 100-7=   -7=   -7=   -7= □ 3

   또는 ('삼천리 강산'을 거꾸로 말하기   산□ 강□ 리□ 천□ 삼□) □ 1
   □ 1

언어기능(Language) □ 1

7. 물건이름 맞추기   연필□□, 시계□□ □ 1

8. 3단계 명령 – 오른손으로 종이를 집어서 / 반으로 접고 / 무릎 위에 놓기

9. 5각형 2개를 겹쳐 그리기

10. "간장, 공장, 공장장"을 따라하기

이해 및 판단(Reasoning & Judgment)

11. "옷은 왜 빨아서(세탁해서) 입습니까?" 라고 질문

12. "길에서 남의 주민등록증을 주웠을 때 어떻게 하면 쉽게 주인에게 되돌려 줄 수 있겠습니까?" 라고
    질문

교육을 받지 못했을 경우(무학) : time orientation+1, attention+1, language+1

전체 점수 □□

·Korean Version of Mini- Mental State Examination (MMSE-K),

·Korean Version of the Montreal Cognitive Assessment (K-MoCA),

·Korean Version of Trail Making Test for Elderly Persons (K-TMT-e)

(1) 한국판 Korean Version of Mini- Mental State Examination : MMSE-K

MMSE-K는 가장 널리 쓰이는 인지기능 평가도구입니다.[62-65] 다른 평가도구에 비하여 환자에게 적용이 용이하며, 짧은 시간 간단하게 시행할 수 있다는 것이 장점입니다.[62-65] 특별한 도구가 필요하지 않아 중환자실 환경에서 간단하게 침상에서 직접 평가 가능하며, 연습효과가 적어 질병의 진행과정 동안 반복 측정하여 시간에 따른 인지기능 변화를 관찰할 수 있습니다.[65]

그러나 급성호흡부전(Acute respiratory failure) 이후 생존자들을 대상으로 인지장애 판별 비교 연구에서 민감도(sensitivity)는 93%로 높았으나 특이도(specificity)는 19~37%로 낮았습니다.[65] MMSE 세부영역(domain)과 신경심리검사(neuropsychological test)의 상관관계 또한 낮았습니다.[65] 때문에 여러 가지 장점에도 불구하고 MMSE 한 가지 평가만으로 중환자의 전반적인 인지기능 수준을 판단하기는 어려우며, 검사결과 해석에 주의가 필요합니다.[65]

(2) 한국판 몬트리올 인지 평가(Korean Version of the Montreal Cognitive Assessment : K-MoCA)

K-MoCA는 MMSE-K와 마찬가지로 널리 쓰이는 인지평가도구 중 하나입니다.[66] 검사시간이 짧고, 특별한 도구가 필요하지 않으며, 침상에서 평가 가능하여 중환자실에서 적용이 용이합니다.[66] MMSE-K에서 측정이 어려운 실행기능(executive function)에 대한 평가가 가능하다는 장점이 있습니다.[66]

그러나 K-MoCA 검사결과는 교육 수준 및 연령에 따른 영향을 받으며, 손으로 직접 선, 숫자 등을 그려야 하는 항목이 많기 때문에 절대 침상 안정이 필요하거나, 억제대 적용이 필요한 환자, 상지 근력 저하가 심하거나, 상지의 운동 범위 저하(upper extremity strength decrease or limit of motion), 손 조작 능력(hand manipulation) 저하가 있는 환자는 인지기능과 상관없이 검사에서 낮은 점수를 받을 가능성이 있습니다.[66] 그러므로 검사 결과를 해석할 때 낮은 점수가 인지기능 손상으로 인한 것인지 혹은 신체기능 저하로 인한 검사의 어려움 때문인지를 고려하여야 합니다.

표 4-11. 한국판 몬트리올 인지평가(Korean Version of the Montreal Cognitive Assessment ; K-MoCA)

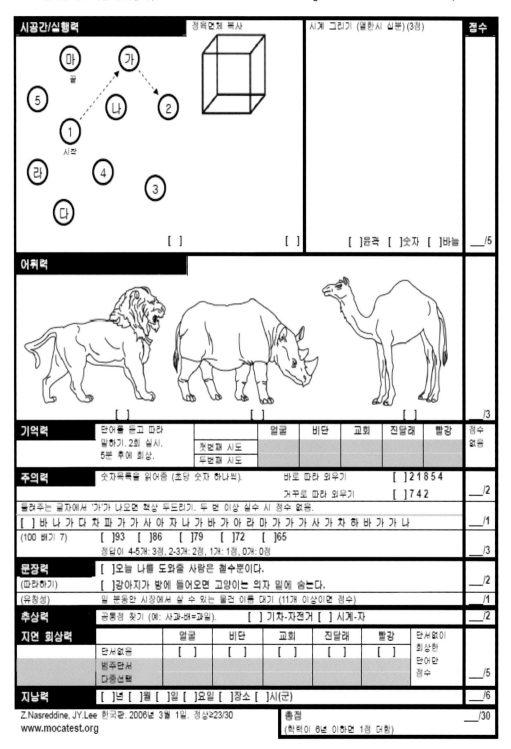

시공간/실행력	정육면체 복사	시계 그리기 (열한시 십분) (3점)	점수
		[ ]윤곽 [ ]숫자 [ ]바늘	__/5

어휘력

[ ] [ ] [ ]   /3

기억력	단어를 듣고 따라 말하기. 2회 실시. 5분 후에 회상.		얼굴	비단	교회	진달래	빨강	점수 없음
		첫번째 시도						
		두번째 시도						

주의력	숫자목록을 읽어줌 (초당 숫자 하나씩).	바로 따라 외우기	[ ]21854	
		거꾸로 따라 외우기	[ ]742	__/2

들려주는 글자에서 '가'가 나오면 책상 두드리기. 두 번 이상 실수 시 점수 없음.

[ ] 바 나 가 다 차 파 가 가 사 아 자 나 가 바 가 아 라 마 가 가 가 사 가 차 하 바 가 가 나   __/1

(100 빼기 7)　 [ ]93　 [ ]86　 [ ]79　 [ ]72　 [ ]65

정답이 4-5개: 3점, 2-3개: 2점, 1개: 1점, 0개: 0점   __/3

문장력	[ ]오늘 나를 도와줄 사람은 철수뿐이다.	
(따라하기)	[ ]강아지가 방에 들어오면 고양이는 의자 밑에 숨는다.	__/2
(유창성)	일 분동안 시장에서 살 수 있는 물건 이름 대기 (11개 이상이면 점수)	/1

추상력	공통점 찾기 (예: 사과-배=과일).　 [ ] 기차-자전거 [ ] 시계-자	__/2

지연 회상력		얼굴	비단	교회	진달래	빨강	단서없이 회상한 단어만 점수
	단서없음	[ ]	[ ]	[ ]	[ ]	[ ]	
	범주단서 다중선택						__/5

지남력	[ ]년 [ ]월 [ ]일 [ ]요일 [ ]장소 [ ]시(군)	__/6

Z.Nasreddine, JY.Lee 한국판. 2006년 3월 1일. 정상≥23/30
www.mocatest.org

총점   __/30
(학력이 6년 이하면 1점 더함)

(3) 한국판 노인형 기호잇기검사(Korean Version of Trail Making Test for Elderly Persons, K-TMT-e)

TMT는 가장 널리 쓰이는 신경심리검사 중 하나입니다.[67] 시각적 탐색(visual search), 스캐닝(scanning), 처리속도(speed of processing), 정신 유연성(mental flexibility), 실행기능(executive function) 영역의 인지기능 수준을 알 수 있습니다. 또한, MMSE-K, K-MoCA와 마찬가지로 중환자실에서의 적용이 용이하며, MMSE-K, K-MoCA와 통계적으로 의미있는 진단적 상관관계가 있습니다.[67]

그러나 K-TMT-e의 경우 만 45세 이상의 환자를 대상으로 표준화된 검사 도구이기 때문에, 젊은 성인에서는 데이터가 부족하여 적용할 수 없습니다.[67] 또한 K-MoCA와 유사하게 상지 운동기능이 유지되어야 검사를 할 수 있기 때문에, 검사결과가 인지기능 저하로 인한 것인지, 신체기능 저하로 인한 검사의 어려움 때문인지에 대해 정확한 해석이 필요합니다.

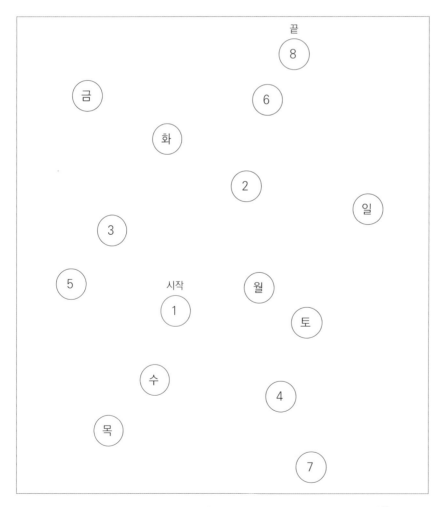

●●●● **그림 4-6.** 한국판 노인형 기호잇기검사(이한승, 성균관의과대학 학위논문, 2006)[67]

(4) 세인트루이스 인지평가도구(The Saint Louis University Mental Status Exam, SLUMS)

SLUMS는 지남력, 실행기능, 기억력, 주의집중을 평가하는 30점 척도의 인지평가도구입니다.[68] MMSE가 지남력에 과도하게 의존하는 것에 비해 SLUMS는 전체 평가에서 지남력의 비중을 낮추었으며, 기억력 검사 항목을 추가하여 단기기억 능력을 효과적으로 평가할 수 있는 평가도구입니다.[68] 다만 아직 한국판 표준화 연구가 진행되지 않았다는 제한점이 있습니다.

● ●●● 그림 4-7. 세이트루이스 인지평가도구(SLUMS)[68]

Available from http://aging.slu.edu/index.php?page=saint-louis-university-mental-status-slums-exam

인지기능 평가 결과를 해석할 때 주의해야 할 것이 많군요?

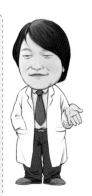

네, 그렇습니다. 중환자실 내에서 적용 가능한 평가도구들은 각각 장단점이 있습니다. 따라서 단일 평가 결과만으로 환자의 인지기능 손상 여부나 양상을 단정할 수 없겠지요. 또한 환자의 섬망 유무, 컨디션 변화 등을 고려하여야 하며, 여러 가지 평가들을 고려하여 종합적인 해석이 필요합니다. 중환자실 퇴실 후에 전문가에게 정확한 진단을 요청하는 것도 고려해야겠지요.

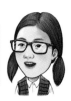

전문가 진단을 요청해야 할 경우도 있다면 중환자실에서 인지기능을 평가할 필요가 있을까요?

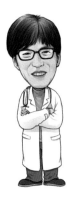

중환자의 인지기능을 평가함으로써 중환자 재활을 포함하여 환자의 전반적인 치료와 관리 계획을 수립하는데 도움이 됩니다. 때로는 즉각적인 인지치료(cognitive therapy) 중재를 고려할 수도 있고 중환자실 퇴실 후 재활 계획에 활용하는 근거가 됩니다. 환자의 상태 변화를 판단할 수 있는 단서가 되기도 하지요. 인지기능 손상을 발견하지 못한다면 병원 퇴원 후 환자의 독립성과 삶의 질은 크게 낮아지게 되겠지요.

③ 단계별 중환자 재활

물리치료 중재의 기본이 되는 구성요소는 교육, 자세, 호흡 기법, 치료적 운동, 기능적 움직임의 재훈련입니다. 치료를 보조하는 사람(secondary person)은 환자의 안전을 위해서 각종 라인이나 튜브를 가능한 잡아주도록 합니다. 치료지침에서 물리치료사는 피로와 생리학적인 반응을 인지하고 치료 중단 여부를 중환자 재활팀원들과 공유해야 합니다. 중환자실 물리치료 중재는 단계별로 진행합니다. 방법은 아래와 같습니다.

Passive	Level-1	Level-2	Level-3	Level-4
무의식적	의식적	의식적	의식적	의식적
수동관절운동	수동관절운동	수동관절운동	수동관절운동	수동관절운동
2시간마다 자세 변환	2시간마다 자세 변환	2시간마다 자세 변환	2시간마다 자세 변환	2시간마다 자세 변환
	능동적 저항운동	능동적 저항운동	능동적 저항운동	능동적 저항운동
	앉은 자세 최소 20분/하루	앉은 자세 최소 20분/하루	앉은 자세 최소 20분/하루	앉은 자세 최소 20분/하루
		침대 모서리에 앉기 PT+MT	침대 모서리에 앉기 PT+MT	침대 모서리에 앉기 PT+MT
			앉기에서 서기& 정적인 서기 의자로 능동 이동(OBB)	앉기에서 서기& 정적인 서기 의자로 능동 이동(OBB)
				걷기 훈련
수동적	수동 보조	능동적	능동직	보행(가동성)

●●●○ **그림 4-8.** 수정 단계별 보행 프로토콜(Modified progressive mobility protocol)* 예시

무의식 상태의 환자도 수동관절운동을 시행할 수 있다. 환자들의 의학적 상태와 근력 등 임상적 판단에 근거하여 다음 단계로 진행한다.
PT = Physical therapy, MT = Mobility therapy, OOB = out of bed.
* 저자들의 병원 여건에 따라 수정한 것이며, 오리지날 버전의 프로토콜에서는 하루 3회씩 하도록 권고하고 있다(Ross AG et al, Crit Care Nurse, 2010)[36].

환자의 의식수준, 활력징후, 수용력(tolerance)과 체력(strength)을 기초로 하여 '누운 자세에서의 활동'에서 '앉기', 그 다음 '서기' 등 단계별로 물리치료 중재를 합니다. 첫 번째 단계는 바로 누운 자세와 옆으로 누운 자세에서 수동 또는 능동 관절가동범위 운동과 호흡에 중점을 둡니다. 기능적인 움직임 또한 환자의 체력과 지구력에 따라 결정합니다(예, 침대에서의 이동성, 앉기, 자리이동). 환자의 능력이 향상되면 기능적인 훈련을 강화합니다. 각 단계별로 진행하는 기준은 참가자들의 생리적 반

응, 신경 근육과 인지의 상태, 그리고 참가자가 주관적으로 보고하는 피로도 등 임상적인 판단에 따라 결정합니다.

환자의 각성수준이 낮더라도 안정상태라면 수동 관절가동운동(passive range of motion, PROM)을 할 수 있습니다. RASS (Richmond Agitation Sedation Scale) -4 이하의 상태일지라도 수동 관절가동운동을 제공할 수 있고, 불러서 눈을 뜰 수 있는 RASS -2/-3의 각성상태라도 수동 관절가동운동과 보조에 의한 '침상 앉기'를 해볼 수 있습니다.[69]

선생님, 중환자가 보행(Mobilization) 훈련을 하면 어떤 점이 좋은가요?

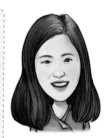

개인의 운동능력은 심혈관계(cardiovascular system)와 호흡기계(respiratory system)를 통해 움직임에 필요한 근육으로 산소전달을 할 수 있는 능력, 그리고 전달된 산소를 근섬유 수축에 필요한 에너지를 생산하는 세포의 내부로 전달하는 능력에 달려있지요. 중환자의 보행 훈련은 이와 같은 개인의 생리학적 기능과 운동능력을 보존하고 원상태로의 회복에 도움을 줍니다.

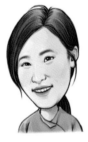

네, 심기능과 호흡기능의 회복뿐만 아니라 중환자실 재활 프로그램은 여러 장점이 있어요. 인지능력의 손상을 막거나 회복을 도와주는 것은 물론 소화기관의 운동도 자극하고, 말초와 소화기관 등 전신의 혈액순환을 높여 면역력 회복에 도움을 주지요. 심부정맥혈전증, 관절의 강직과 구축을 예방하는 효과도 있습니다.

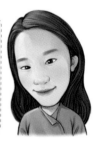

환자의 생존에 대한 의지를 높이고 자존감을 잃지 않도록 하는 등 정신건강학적 측면에서도 중요하지요. 재활의학적 관점에서는 환자의 기능적 독립성을 위해 자신의 운동 내성에 맞는 이동 능력을 갖도록 하는 것이 필요합니다.

▶ ▶ 더 알고 가기!

1) 폐(호흡) 물리치료(chest physiotherapy)

호흡부전으로 기계환기를 받는 환자들은 기도 분비물 제거와 무기폐의 재확장, 환기개선, 환기관류불일치의 개선, 흉곽 동원을 위해 폐 물리치료(chest physiotherapy)가 필요합니다.

기관지 점막의 염증이나 호흡기계 감염 등으로 기도 분비액이 증가하는데 점액의 점성이 높다면 충분한 가습(humidification)과 수액 공급(systemic hydration)으로 줄이거나 예방할 수 있습니다.

폐 물리치료의 가장 중요한 목적은 가스교환을 향상시키고, 무기폐(atelectasis)와 폐경화(consolidation)를 예방하는 것입니다.

매일 환자를 평가하고 아래와 같은 치료를 시행합니다.

---

① 자세변환(Positioning); 체위배액이나 환기-관류 비를 향상시킨다.

② 수동 과팽창(Manual hyperinflation); 2리터 인플레이션백(inflation bag)을 사용하여 일회 환기량의 1.5배까지 제공할 수 있다. 들숨은 빠르게 하고, 날숨 전에 짧은 시간 동안 멈췄다가 느린 속도로 호흡을 내쉬도록 한다. 삽관튜브 내강으로 0.9% 식염수(saline)을 미리 흘려 넣기도 한다. 이러한 테크닉으로 기도 분비액을 배출되도록 하고 무기폐를 개선한다. 동맥혈의 산소화(arterial oxygenation)와 폐순응도(lung compliance)를 높일 수 있다.

③ 수동 기술(Manual techniques); 흔들기와 진동을 흉벽에 시행하여 기도분비물 제거를 도울 수 있다.

⑤ 흡인(Suction); 기관분기부(carina) 레벨 기도 분비액을 카데터를 이용해 음압(25~30kpa)을 적용하여 제거한다.

이러한 방법 중 일부는 간호사가 직접 시행하기도 합니다.

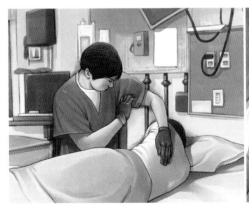
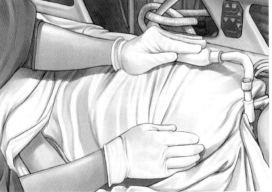

(1) Level 1. 침상 운동(Sitting)

·팔과 다리에 관절가동범위운동(ROM ex.)을 시작한다.

·침상 위에서 지지하여 앉기를 시작한다.

환자가 20분 이상 앉을 수 있고, 5분 이상 관절 운동이 가능하고, 지시의 75% 이상을 잘 따라할 수 있으며 근력이 중력에 대항하여 부분적으로 팔 다리를 올릴 수 있다면(2/5) 다음 단계로 넘어 갈 수 있다. 아니라면 다시 반복한다.

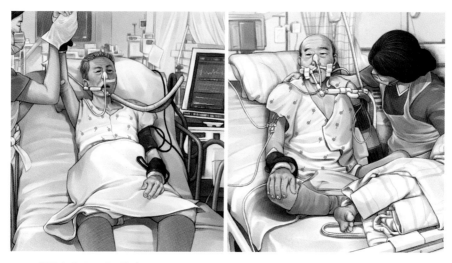

●●● **그림 4-9.** Level 1 앉기

(2) Level 2. 침대에 걸터앉기(Dangling)

·침대를 천천히 올려 환자를 기립 자세에 적응시키고, 활력 징후와 어지럼증을 확인한다.

·다시 한번 각종 line과 튜브들의 길이와 위치를 확인한다.

·침상에서 환자가 등을 떼고 중력에 대해 독립적으로 앉은 자세를 유지할 수 있는지 확인한다.

·환자를 인공호흡기(ventilator)가 있는 방향으로 몸을 돌려 앉도록 하며, Foley 카테터 등의 위치도 같은 방향으로 옮겨준다.

·환자가 어지럼증이나 저혈압이 없고, 근력이 중력에 저항하여 팔과 다리를 올릴 수 있다면(3/5) 다음 단계로 넘어간다. 아니라면 다시 1단계로 돌아간다.

(3) Level 3. 일어서기(Standing)

·서기(Standing) 단계를 진행하기 전 환자복, 신발, 보행기(walkers) 등의 준비 상태를 확인한다.

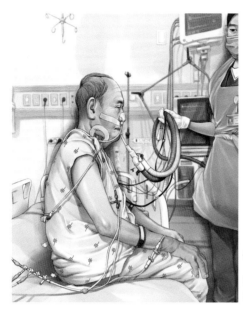

●●● 그림 4-10. Level 2 침대에 걸터앉기

환자는 보조자 도움없이 침상 모서리에 걸터앉을 수 있다. 손을 이용하여 균형을 잡지 않아도 되고 허리와 등이 앞이나 뒤로 쓰러지지 않는다.

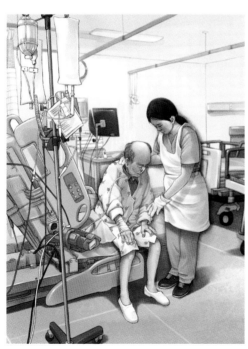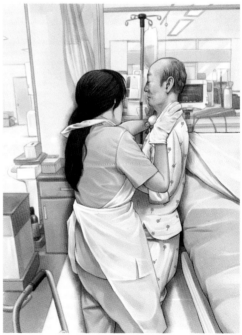

●●● 그림 4-11. Level 3 일어서기

a. 일어서기 전 하지 근력의 세밀한 평가가 필요하다. 균형능력과 체중을 지지할 수 있는 근력을 확인하여 이를 근거로 발생할 수 있는 문제를 예상한다. 환자는 침대의 높이를 최대한 낮춰 땅에 발을 대고 상체를 앞으로 굽혀 체중지지 및 균형능력 훈련을 먼저 실시하였다.

b. 일어서기 과정에서 환자가 허리를 과도하게 신전하면서 균형을 잃을 수 있다. 물리치료사는 환자의 어깨와 상체를 펴게 하고 턱의 높이와 시선을 바로잡았다.

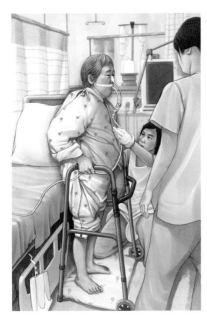 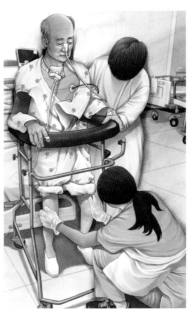

c. 좌측의 환자는 물리치료사(앉은 이)가 상체 위치를 바로 잡고 있다. 우측의 환자는 무릎관절을 신전하도록 돕고 있다.

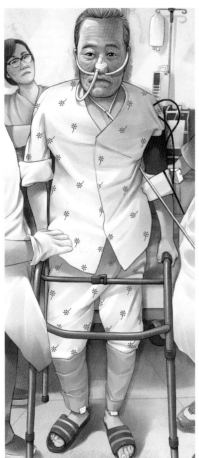 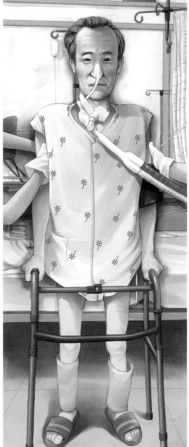

d. 좌측의 환자는 좌우의 균형이 다르고 상체가 앞으로 넘어오고 있다. 양 발의 간격과 위치, 무릎 사이의 간격이 일정하지 않다.
우측의 환자와 비교해보자.

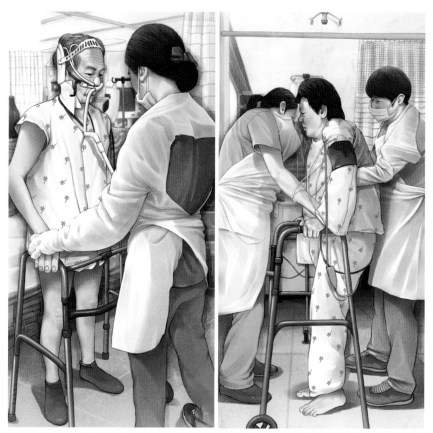

e. 좌측의 환자는 발목-무릎-골반-척추를 곧바로 펴고 있으며 보조자의 도움이 필요하지 않다. 우측의 환자는 골반과 무릎관절을 충분히 펴지 못했다. 우측의 환자는 시각장애인으로 일어서기 전 공포나 불안을 안심시켜주기 위해 보조자의 도움이 필요하였다. 시각 또는 청각장애인일 경우 물리치료사가 지시하는 자세를 정확하게 따르지 못할 수 있음을 고려한다.

· 서기 단계에서는 보다 주의 깊게 혈역학적 변화를 모니터해야 한다. 가급적 팀원 중 한 사람이 혈역학적 모니터링을 전담한다.

· 균형(standing balance)능력을 수시로 평가하면서 보조(assist)를 조절한다. 똑바로 서도록 훈련한다.

· 어지럼증과 저혈압이 없고, 체중의 75% 이상 지지할 수 있고, 치료사의 지시를 100%로 따라 할 수 있다면 다음 단계로 진행한다. 아니라면 다시 2단계로 돌아간다.

(4) Level 4. 이동과 보행(Transfer to chair and Mobilization)

· 인공기도를 가지고 이 단계를 수행할 때에는 환자 안전을 위해 충분한 준비와 대비를 갖추어야 한다.

· 체중이동(Weight shifting)을 연습하고 한 발씩 발 떼어 보기를 시도한다.

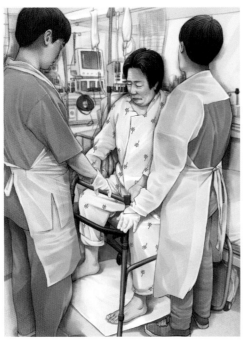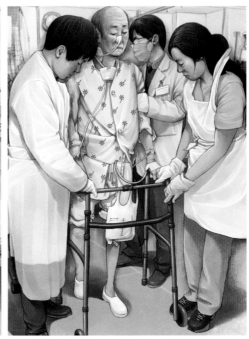

●●● **그림 4-12.** Level 4 걷기

a. 체중 이동 및 제자리 걸음. 보조기를 이용하여 한 발씩 발 떼어보기를 하고 있다.
b. 한 발씩 걷기를 시작하였다. 보조자가 환자 몸에 손을 대고 있지만 체중을 지지해주고 있지는 않다. 물리치료사가 보조기가 넘어 지지 않도록 손과 발을 이용하여 보행속도를 조절하고 있다. 바퀴가 있는 보행 보조기는 주의한다. 환자복 하의를 걷어 올려 밑 단이 보행에 지장을 주지 않도록 함과 동시에 무릎을 노출시켜 관찰하고 있고, 소변주머니를 보행에 지장을 주지 않는 곳에 고정 하였다. 환자의 시선이 앞이 아니라 아래를 향할 경우 상체가 앞으로 기울어질 수 있다.

·제자리 걸음(marching in place)을 할 수 있다. 연습 후 걷기를 시작한다.

·환자 가까운 곳에 의자를 둔다. 치료를 보조하는 사람은 정맥주사걸이와 의자를 민다.

·어지럼증과 저혈압이 없고, 무릎에 갑자기 힘이 빠지는 현상(knee buckling)이 없고, 지시를 100%로 따라할 수 있다면 걷기로 넘어간다. 아니라면 다시 3단계로 돌아간다.

·환자가 필요로 할 때 앉고 휴식할 수 있도록 한다.

·치료 종료 후 활력 징후를 다시 확인한다.

Stiller 등은 앉기, 서기 그리고 느린 걸음과 같은 활동이 휴식기 심박동과 비교해 심박률을 10% 정 도 증가시킨다고 하였습니다.[70] 능동적 또는 수동적 하지 이동 운동으로 심박동은 4~10%까지 증가 합니다.[71] 중환자실 조기 보행(early mobilization)은 기도삽관을 하고 있거나 기계환기를 하고 있을 때 에도 가능합니다.[72] 승강장치(hoist), 경사대(tilt table) 그리고 보행 보조기(walking aids)가 있다면 조기 보행 프로그램에 효과적으로 사용할 수 있습니다.

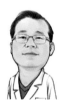

현재까지의 해외 연구 결과들을 토대로 조기보행의 이점을 요약하면 다음과 같습니다.

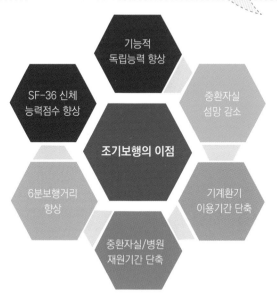

●●● 그림 4-13. 조기보행의 장점

 4 환자 모니터링

재활을 하는 동안 간호사는 어떤 일을 해야 하나요?

네, 재활이 진행되는 동안 다음 사항들을 주의 깊게 모니터링하세요. 환자 안전이 최우선입니다.

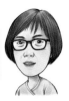

· 환자의 혈역학적 변화 (vital sign 지표들)

· 각종 카테터 및 삽관 튜브들의 이탈 여부

· 낙상 위험

· 환자에게 부착된 각종 장비의 알람

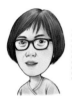

재활을 마친 뒤에도 다음 사항들을 확인하고 정리해 주세요.

·환자의 활력 징후를 측정하고 기록

·각종 라인(Line) 및 침상 주변을 정리한다.

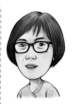

환자가 재활 후 지나치게 지치거나 산소요구량이 증가하는지, 혈역학적 지표가 악화되는지, 안정상태로 회복하는데 얼마만큼의 시간이 소요되는지, 심전도 등에 변화가 나타나는지 확인하여 다음 재활프로그램에 반영하거나 재활팀 또는 담당의사와 상의하도록 하세요.

중환자 재활 다학제 다직종팀에서 호흡관리전문간호사가 해야 할 역할은 무엇일까요?

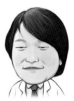

다학제 다직종팀에 호흡관리전문간호사가 있다면 많은 도움이 됩니다. 다음과 같은 역할들을 할 수 있지만 무엇보다 팀 구성원 사이 의사소통의 구심점이 되어야 할 필요가 있습니다.

A. 의료진-팀원 사이 의사소통	B. 안전사고에 대비한 조치
① 오늘 환자의 치료 목표는 무엇인지 ② 예정되어 있는 검사 혹은 치료(예: 혈액투석)가 있는지 ③ 만약 호흡치료사가 함께 하지 못할 경우의 대안이 있는지 ④ 중환자 재활 시작 전 발관(extubation) 계획에 대해 상의하고 담당의사, 담당간호사, 물리치료사와 정보를 공유	① 재활 중 기관삽관 튜브 또는 기관절개(tracheostomy) 튜브 등 인공기도(airway)가 잘 유지될 수 있는지 확인 ② 중환자 재활 중 의도치 않게 발생할 수 있는 발관에 대비한 물품을(예; bag mask) 준비해두고 응급물품 등의 위치를 확인 ③ 재활치료 전후 환자의 인공호흡기 설정을 조절

●●● 그림 4-14. 중환자 재활에서 호흡관리전문간호사(RCP)의 역할

재활 중 환자 상태를 모니터링하면서 치료의 지속이나 중단 여부를 팀원들과 소통할 수 있어야겠지요.

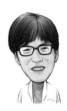

> ▶ ▶ ▶ **중환자 재활을 중단해야만 하는 증상들[41]**
>
> ① 평균동맥압 < 65mmHg
>
> ② 심박수 40회/분 미만, 130회/분 이상
>
> ③ 호흡수 5회/분 미만, 40회/분 이상
>
> ④ 말초 산소포화도 < 88%
>
> ⑤ 환자-인공호흡기 부조화(dysynchrony)가 심해질 때
>
> ⑥ 환자가 고통을 호소할 때 ; 비언어적인 호소나 몸짓을 보일 때, 신체적으로 저항할 때
>
> ⑦ 새로운 부정맥이 발생했을 때
>
> ⑧ 심근허혈이 우려될 때
>
> ⑨ 기도유지가 어렵다고 판단될 때
>
> ⑩ 환자가 주저 앉았을 때
>
> ⑪ 인공기도가 발관되었을 때

⑤ 작업 치료*

1) 인지치료(Cognitive Therapy)

중환자의 인지 재활 치료는 전반적인 인지기능 혹은 특정 손상 부분(주의 집중, 기억력, 실행기능, 지남력 등)에 집중하여 진행합니다.

중환자실 획득 쇠약(ICUAW)과 같은 중환자의 특성과 중환자실의 환경 제약(좁은 공간), 많은 장비

---

* 작업치료란 작업을 통하여 환자의 건강(health)과 안녕(well-being) 증진을 도모하는 환자중심(client-centered)의 보건의료 분야이다. 작업치료의 근본적인 목표는 환자를 일상생활에 복귀시키는 것이다. 작업치료사는 개인과 지역사회와 함께 협력하여 환자들이 원하고, 필요하고, 기대하는 작업들을 할 수 있도록 작업 변형, 환경 수정 등의 중재를 제공한다(출처: http://www.wfot.org).

와 기구들(인공기계환기기, 카테터 등)로 인해, 치료 도구나 공간 활용에 제한이 있습니다. 따라서 침상에서 진행이 가능하고 많은 도구를 필요로 하지 않는 중재를 준비하는 것이 좋습니다. 최근에는 태블릿(Tablet PC)을 이용한 다양한 어플리케이션으로 전산화 인지 평가나 훈련도 가능합니다.[73,74]

복잡하거나 큰 도구가 필요하지 않고 중환자실에서 적용 가능한 인지치료 중재들은 어떤 것이 있나요?

환자의 시지각 능력, 집중력 향상을 위한 퍼즐, 블록 등의 활동을 해보세요.

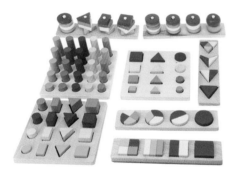

●●● **그림 4-15.** 중환자실에서 이용할 수 있는 퍼즐과 블록

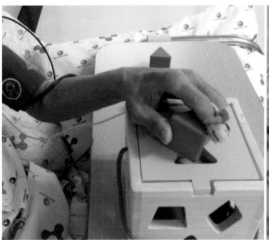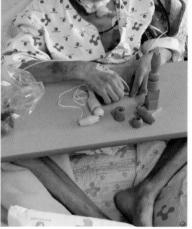

●●● **그림 4-16.** 각종 블록을 이용한 인지훈련

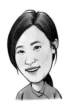

환자의 지남력 향상을 위해 하루의 계획을 함께 세워보거나 돌이켜보는 건 어떨까요?

'슈퍼에서 물건 구매하기 계획'을 세워보거나, '잔돈 계산하기 훈련'을 하면 환자의 실행능력 증진과 일상생활 복귀에 도움이 되겠지요?

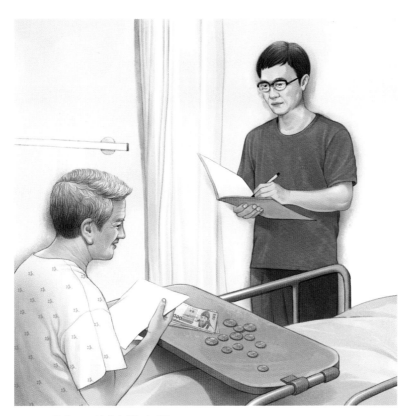

●●● **그림 4-17.** 인지장애훈련 게임

2) 연하치료(Swallowing Therapy)

급성호흡부전 이후 연하장애 유병률은 3-62%로 보고되고 있어 연하장애는 중환자들에게 흔하게 발생하는 문제 중 하나입니다.[75,76] 또한, 연하장애는 치료 예후, 재원 기간, 폐렴, 기관 재삽관, 사망률 등과 관련 있는 주요 위험인자 중 하나입니다.[75,76] 연하장애는 인공기계환기 사용, 인공기계환기 치료 기간, 기관절개 유무 등과도 관련이 있습니다.[75,76]

(1) 연하장애(Dysphagia) 평가

연하장애 평가는 크게 판별 검사와 진단 검사(혹은 표준 검사, gold-standard test)로 나누어집니다 진단적 정확성은 표준 검사가 우수하나, 환자가 검사실로 이동하여야 하고, 완벽하게 회복되지 않은 환자에게는 검사과정이 수월하지 않을 수 있습니다. 따라서 검사를 안정적으로 시행할 수 없는 환자의 경우에는 검사를 연기하는 것이 좋습니다. 중환자실 내에서 실시 가능한 침상 연하기능 평가 (Bedside Swallowing Evaluation : BSE)와 연하장애 판별 검사를 소개합니다.

① 침상 연하기능 평가(Bedside Swallowing Evaluation, BSE)

침상 연하기능 평가는 병력 청취, 식이에 필요한 관절과 근육의 운동 범위/근력 측정, 다양한 점도, 여러 종류의 음식 섭취 등으로 진행합니다. 특별한 검사 장비나 환자의 이동이 필요하지 않기 때문에 중환자실에서 적용해 볼 수 있습니다.[77]

급성호흡부전환자를 대상으로 한 연구에서 민감도(sensitivity), 특이도(specificity)가 높았습니다. 따라서, BSE는 FEES, Videofluoroscopic Swallowing Study (VFSS) 와 같은 표준 평가(Gold standard test)가 제한적인 환자와 환경에서 적용해 볼 수 있습니다.

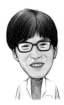

우선 환자 혹은 보호자 인터뷰를 하여 환자가 병원 입원 전(pre-hospital) 어떠한 식이를(식이 형태), 어떻게(경로), 얼마나(양) 하였는지 알아보세요.

환자의 구강 위생 상태, 식이 시 사용하는 근육의 근력, 관절 운동 범위를 평가하세요.

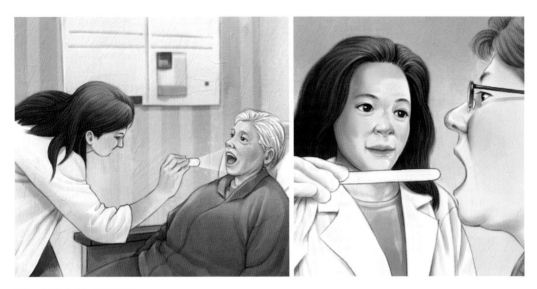

●●● 그림 4-18. 구강 평가

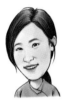 환자의 실제 삼킴 근육 작용, 음식물(bolus)을 삼키는 모습을 통해 환자의
식이 가능 수준을 평가하세요.

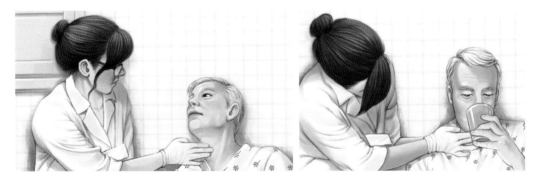

●●● 그림 4-19. 식이 기능 평가

② 3 ounce Water Swallowing Test (3-WST)

3-WST는 환자의 흡인 위험을 측정하기 위해 널리 사용되는 평가 방법입니다.[77] 검사를 통해 환자가 액체(thin liquid)를 정상적으로 삼킬 수 있는지를 판별할 수 있습니다. 또한, FEES와의 상관관계를 비교한 연구에서 민감도가 높고(96.5%), 제한적인 중환자실 환경 내에서 적용이 간편하다는 장점이 있습니다.[78] 그러나 3-WST의 특이도는 비교적 낮고(48.7%), 액체 외에 다른 형태의 음식물을 검사하지 않기 때문에 결과 해석에 주의가 필요합니다.

* 1 ounce = 29.4cc (1/8 cup)

③ Gugging Swallowing Screen (GUSS)

GUSS는 음식물, 컵, 숟가락만으로 검사가 가능하며 5-15분 안에 검사를 완료할 수 있어 중환자를 대상으로 시행하기에 적합합니다.[79] 또한 평가 결과를 중재에도 적절하게 활용하여 환자의 수준에 맞는 적절한 식단(diet recommendation)을 권고할 수 있습니다. 검사는 간접식이검사(indirect swallowing test), 직접식이검사(direct swallowing test)로 나누어 진행하고, 직접식이검사는 반고체(semi-solid), 액체(liquid), 고체(solid) 단계로 구성되어 있습니다.[79] 보다 자세한 내용은 83쪽 부록을 참고하십시오.

각각의 식이들은 어느 정도 점도를 가지나요?

반고체는 물에 점도 증진제를 사용하여 푸딩 정도의 점도로 안 들고, 액체는 물, 고체는 건조한 빵(dry bread)을 사용합니다.

(2) 평가 결과의 활용

환자의 의학적 상태와 중환자실 조건에 맞는 연하기능 평가 결과를 바탕으로 환자에게 필요한 중재를 제공합니다. 식사 시에는 최소 60° 이상 상체 거상, 적절한 식이 형태 선택, 충분한 식사 시간 등의 요소들을 고려해야 하고, 의료진의 주의와 감독이 필요할 수 있습니다. 환자가 회복됨에 따라 환자의 연하기능 결과도 달라질 수 있으니 팀원들 사이의 의사소통이 중요합니다.

GUSS 평가를 했다면 적절한 식이 형태를 어떤 식으로 권고할 수 있나요?

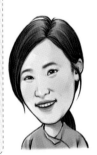

궁금하시죠? 0–9점은 흡인 위험이 아주 높은 심각한 연하장애(Severe dysphagia with a high risk of aspiration)이므로 구강식이를 금지(non per os: NPO)하도록 의료진에게 권고합니다. 10–14점은 흡인 위험성이 있는 중증도 연하장애(moderate dysphagia with a risk aspiration)로 점도 증진제를 사용한 식이를 시작할 수 있습니다. 15–19점은 흡인 위험성이 낮은 경미한 연하장애(slight dysphagia with a low risk of aspiration)로 액체는 천천히 한 번에 한 모금씩(one sip at a time) 섭취하게 합니다. 20점은 경미한 혹은 연하장애는 없지만 최소한의 흡인 위험이 있는 상태(slight/ no dysphagia minimal risk of aspiration)로 정상 식이가 가능하지만 첫 식이를 할 때에는 치료사 혹은 전문적인 간호사의 도움을 받도록 권고합니다.[79]

(3) 연하재활

① 간접 중재

간접적인 중재는 음식물을 활용하지 않는 중재들로 자세 조절, 구강 위생(oral hygiene), 감각 자극 훈련, 근력 향상 등을 포함합니다.[77]

안전한 식이를 위하여 안정적인 몸통(trunk), 상지(upper extremity) 조절이 필수적이며, 의자에 앉아 식사하는 것이 가장 이상적입니다. 그러나 이것이 불가능할 경우에는 상체를 최소 60도 이상 거상하여 식이를 진행할 수 있도록 훈련합니다. 또한, 양호한 구강 위생 상태를 유지하도록 하여 흡인성 폐렴 위험을 낮추고, 음식물을 삼키는데 필요한 주요 감각과 운동 자극을 처리할 수 있도록 해야 합니다. 더불어 식이 시에 고유수용성 감각을 자극하는 감각 자극 훈련, 근력과 관절 운동 범위 향상을 위한 근력 운동과 관절 운동을 시행할 수 있습니다. 그 외에도 환자의 흡인 위험성에 관해 충분히 보호자를 교육해야 합니다.

② 직접 중재

직접적인 중재는 식이 형태 조절(dietary modification), 연하기능 훈련 등이 있습니다. 식이 형태 조절은 점도 증진제 첨가, 음식의 조리 형태 조절 등의 방법으로 환자의 연하기능 수준에 맞는 음식을 제공하는 것입니다. 널리 쓰이는 연하기능 훈련으로는 Supraglottic swallow, Effortful swallow, Mendelssohn maneuver, Masako maneuver 등이 있습니다.

3) 수면위생(Sleep hygiene)

수면장애(sleep disturbance)는 중환자에서 흔히 발생하는 정신생리학적 문제이고 섬망, 회복, 사망률 등과 관련이 있습니다.[80,81] 소음, 조명, 각종 간호 및 의료행위(처치 등)와 같은 환경적 요소를 포함한 다양한 요소들이 수면장애의 원인이 될 수 있습니다. 따라서 수면장애를 중재하려면 환경 개선(environment modification)은 필연적이라고 할 수 있습니다. 흔히 사용하는 방법으로는 귀마개(ear plugs)/안대 사용, 조명 조절, 소음 조절 등이 있습니다. 귀마개 사용은 경제적이며 적용이 쉽다는 장점이 있고, 수면의 질 향상, 수면장애 발생 감소, 섬망 발생 감소 등 여러 요인과 상관관계가 있다고 알려져 있지만,[82] 반대로 귀마개로 인해 주변의 소리를 듣지 못할 경우 환자에 따라서는 불안감 등의 문제를 호소하기도 하여 반대하는 주장도 있습니다.

그 외에도 수면의 질 향상을 위하여 수면시간에는 최소한의 조명을 제외하고 소등하고, 불필요한 의료기기 알람을 조정하며, 수면시간에는 의료행위(채혈, x-ray 사진, 기도분비물 제거 등)를 최소화하도록 합니다. 다학제 다직종 협의와 토론을 거쳐 각 중환자실의 실정에 맞는 다양한 중재를 계획하고 제공하여야 합니다.

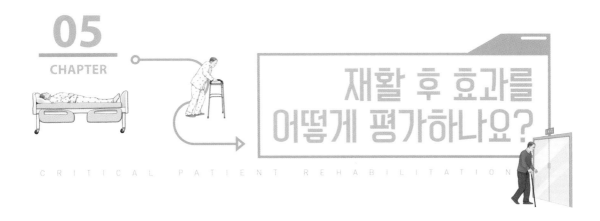

1 평가도구

1) 신체능력

　중환자 재활 후 객관적으로 운동기능과 능력을 평가하는 방법으로는 계단 오르기, 6분보행검사, 셔틀보행검사, 운동부하심폐기능검사 등이 있습니다.[83,84] 이 중 6분보행검사는 30m 복도 외에 특별한 운동 기구나 전문적인 검사자가 필요하지 않은 간단하고 실용적인 검사로 널리 사용되고 있습니다.

(1) 6분보행검사(6 minute walk test)

　이 검사는 6분 동안 걸을 수 있는 최대거리(6-minute walk distance)를 측정하여 피검자의 운동능력을 객관적으로 평가하는 검사입니다. 6분보행검사는 건강인을 대상으로 운동능력평가를 위해 시행하던 12분 달리기 검사를 변형하여 고안되었습니다.[85] 걷기 운동은 아주 심한 기능저하가 있는 환자가 아니라면 모든 사람들이 매일 수행하는 활동으로 비교적 안전하며, 준최대량의 운동이므로 일상생활의 활동성을 보다 더 잘 반영한다는 장점이 있습니다.[86]

　검사는 준최대량의 운동으로 시행하기 때문에 한 달 내에 발병한 불안정성 협심증 또는 심근경색 환자에게 시행하는 것은 금기이며, 조절되지 않은 고혈압(수축기 혈압>180mmHg, 이완기 혈압>100mmHg)이나 빈맥(안정 시 심박수>120회/분)을 보이는 경우에는 약물 투여 및 적절한 모니터링 하에서 조심스럽게 시행해 볼 수 있습니다.

　검사 중 흉통이 발생하거나, 참을 수 없는 호흡곤란, 하지 근육경련, 비틀거림, 심한 발한, 창백 등이 발생하면 검사를 중지해야 하며, 이러한 상황이 발생할 경우에 대비하여 검사자는 대처방안을 잘 숙지하고 있어야 합니다.

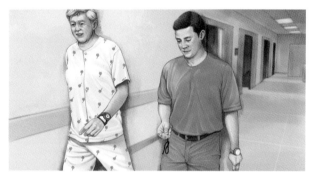

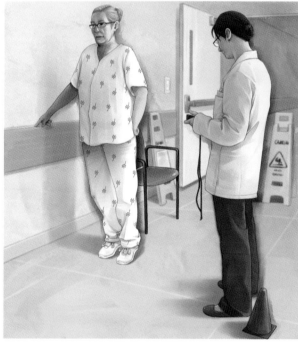

●●● 그림 5-1. 6분보행검사

2) 인지기능

(1) 서울신경심리검사(Seoul Neuropsychological Screening Batery, SNSB)

서울신경심리검사*는 5가지 인지 영역의 검사들을 포함하며, K-MMSE와 Geriatric Depression Scale (GDeS), Barthel Active Daily Living (B-ADL)을 포함하고 있습니다.[87] 검사 지시와 수행이 단순

---

* Available from http://humanbrainkorea.com

하여, 검사 진행이 용이하고 표준화된 여러 검사들을 포함한다는 장점이 있습니다. 또한 기억력, 전두엽/실행기능 등 다양한 인지영역 검사가 가능하여 인지기능에 대한 종합적이고 심층적인 정보 제공이 가능합니다.[87]

(2) CoSAS-S (Computer-Based on the Computer Cognitive Senior Assessment System Screen)

CoSAS-S*는 태블릿 PC기반의 인지기능 평가도구입니다. 인지장애 노인의 인지 훈련을 위해 개발된 CoTras-mobile (version 2.0.0c, NetBlue Ltd., Daegu, Korea) 시스템의 일부로서 개발된 것입니다.[88] 침상 이동이 제한적인 중환자실 환경에서 보다 간편하게 환자의 지남력, 기억력, 주의집중력, 시지각, 언어능력, 계산능력, 순서회로 등의 검사가 가능합니다. 태블릿 플랫폼을 기반으로 하므로 정형화되어 있고 일관성있는 평가가 가능하며, 쉽고 빠르게 인지 능력을 검사하고 저장할 수 있으므로 개인의 시간 및 훈련에 따른 변화를 확인하는데 도움이 됩니다.

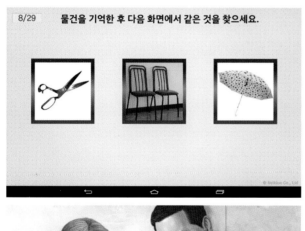

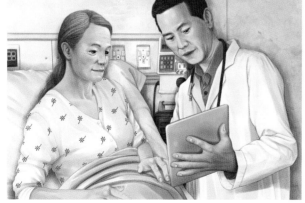

●●● 그림 5-2. CoSAS를 이용한 인지손상평가

＊ Available from http://www.netblue.co.kr

3) 연하기능

(1) Fiberoptic Endoscopic Evaluation of Swallowing (FEES), Videofluoroscopic Swallowing Study (VFSS)

FEES, VFSS는 연하장애를 진단하는 표준 검사(gold-standard test)입니다. 연하 시 해부학적 구조, 생리학적 움직임, 각종 협응력(coordination), 음식물 이동 과정, 잔여물 여부 등을 검사하게 되며, 검사결과 환자의 문제점에 맞는 중재를 결정할 수 있습니다.

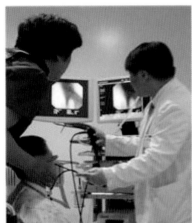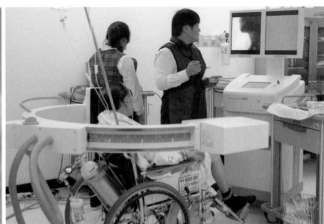

●●● 그림 5-3. 굴곡성내시경/비디오경 및 투시 X선을 이용한 연하장애 검사. FEES(좌)와 VFSS(우)

표 5-1. **수정 흡인위험척도(Modified penetration-aspiration scale)**[89]

점수	
1	음식물이 기도로 들어가지 않음.
2	음식물이 기도로 들어가며, 성대 상방에 잔류함.
3	음식물이 기도로 들어가며, 성대에 묻어 있음.
4	음식물이 기도로 들어가며, 성대를 통과하여 흡인되나 다시 배출이 가능함.
5	음식물이 기도로 들어가며, 성대를 통과하여 흡인되고 다시 배출하지 못함.

표 5-2. 미국언어치료사협회 삼킴기능 척도(ASHA NOMRS)[90]

비경구투여 (비위관 등)	I	입으로는 아무것도 안전하게 삼킬 수 없음. 모든 영양과 수분은 비구강 방법으로 공급한다(예; 비위관).
치료 시에만 허용	II	입으로는 영양분과 수분 섭취를 안전하게 할 수 없으나, 치료적 목적으로만 일정 농도의 음식을 단서에 따라 섭취할 수 있다. 영양공급을 위한 대안이 필요하다.
하루 한 끼 정도 시도(점도증강제 이용)	III	입으로 섭취하는 영양 및 수분이 50% 미만이며, 대안적인 공급 방법이 필요하다. 그리고/또는 보상 전략을 이용하여 단서에 따라 안전하게 삼킬 수 있다. 그리고/또는 최대한의 식이제한은 필요하다.
– 경관유동식 유지 및 구강식이 시도 – 구강식이 시도(연하곤란식 1단계~3단계) 및 점도증강제 포함	IV	안전하게 삼킬 수 있으나 보상적인 전략을 사용하기 위해서 단서 지시가 필요하다. 그리고/또는 중등도의 식이제한이 필요하고/또는 영양관 또는 구강 보충물이 필요하다.
구강 식이 ; 점도증강제 없이 연하곤란식으로 제공(1~3단계)	V	최소한의 식이제한을 하여도 안전하게 삼킬 수 있다. 그리고/또는 때때로 보상 전략을 사용하기 위해 최소한의 단서(조건)/지시가 필요한데 아마도 스스로도 충분할 것이다. 모든 영양과 수분은 식사시간에 입으로 제공한다.
구강 식이 ; 점도증강제를 포함한 일반식 또는 대안적인 일반식(식사 중 액체를 섭취하여 인두잔여물을 줄임)	VI	안전하게 삼킬 수 있는 상태이며, 이따금씩 드물게 최소한의 단서가 필요한 경우를 제외하고는 스스로 먹고 마실 수 있다. 대개 어려움이 발생할 때는 스스로 자신에게 단서(신호)를 주는 것으로 해결한다. 그리고 삼킴 장애 때문에 특정 음식(예를 들어 팝콘이나 땅콩)을 피하거나 좀 더 시간이 필요할지도 모른다.
구강 식이 ; 일반식	VII	스스로 먹을 수 있으며 삼키는 기능에 제약을 받지 않는다. 모든 농도의 음식물을 안전하고 효율적으로 삼킬 수 있다. 보상적 전략은 필요할 때에 효과적으로 사용할 수 있다.

4) 일상생활능력(activity of daily living, ADL)

(1) Boston University Activity Measure for Post-Acute Care : AM-PAC

AM-PAC은 환자의 기능적 수준을 측정하기 위해 고안된 평가도구입니다. 컴퓨터를 이용하는 (computer-based) 평가와 검사지를 이용하는(paper-based) 평가로 나누어져 있으며, 약식(short-form) 평가도 제공하고 있습니다.[55] 269가지의 기능적 활동 항목(Basic Mobility 131개, Daily Activity 88개, Applied Cognitive 50개)으로 구성되어 있습니다.

각 항목(Basic mobility, Daily activity, Applied Cognitive)의 내용들이 궁금합니다.

www.PAC-Metrix.com or http://www.bu.edu/bostonroc/instruments/am-pac/에서 직접 확인할 수 있습니다. 구매를 해야지만 이용할 수 있답니다.

검사를 완료하면 환자의 기능적 수준에 알맞는 활동 수준을 안내하여 줍니다. 의료진은 이러한 정보를 바탕으로 일반병동, 퇴원 후 환자의 일상 생활 안내에 활용할 수 있습니다.

각 도메인별로 단계가 제공되나요?

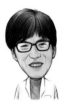

네, 그렇습니다. Basic Mobility, Daily Activity, Applied Cognition으로 나누어 환자가 수행할 수 있을 것으로 예상, 추천되는 항목을 안내하여 줍니다. 표 5-3에서 일부 예를 확인할 수 있습니다.

⭐ 2 삶의 질(health related quality of life, HRQoL)

삶의 질은 중환자실에 입원한 환자의 결과를 측정하는 적절한 방법입니다. 이들 중환자들에서 신체적, 정신적 요소, 기능 상태, 사회로의 복귀는 점점 더 중요해지고 있으며, 의료진 뿐만 아니라 환자와 환자의 가족들에게도 중요한 이슈가 되었습니다.[91,92] 삶의 질은 '독특한 개인적 인식[93]'으로 기술되며, 이는 사회적, 심리적, 문화적, 가족의 특성, 개인의 특성 등이 영향을 주게 됩니다. 건강과 관계된 삶의 질(HRQoL)은 삶의 질 모든 영역을 포함하지 않고, 질환이나 질환의 치료로 영향을 받는 영역만 집중 평

표 5-3. AM-PAC

Basic Mobility		
점수	단계	설명
84 – 100	Strenuous Sports	Your score suggests a high level of independence in moving about both at home and in the community. You may be able to participate in most physical activities without much difficulty.
66 – 83	Moving Around Outdoors	Your score suggests that you are able to walk inside your home and other buildings without any difficulty. You may be able to move about outdoors without any limitations. You should be able to bend over and pick up things without much difficulty. Activities that might be difficult to manage without assistance include climbing a full flight of stairs, bending, kneeling or stooping. Vigorous activities such as playing sports or walking several miles may be very difficult to complete.
52 – 65	Moving Around Indoors	Your score suggests that you may be able to move about on the ground floor of your home where you are familiar with the environment. Activities that might be difficult to manage without assistance include sitting and standing from a low chair, climbing stairs, bending, kneeling or stooping. You may have some difficulty moving about outdoors and in the community.
34 – 51	Limited Moving Indoors	Your score suggests significant difficulty in moving about independently and the need for assistance. You may be able to move about in a small area of your home that has been adapted to eliminate safety hazards. You may have difficulty moving from a sitting to standing position, climbing stairs and you may have a great deal of difficulty moving about outdoors and in the community.
0 – 33	Limited Movement	Your score suggests you may have a lot of difficulty or are unable to get out of your bed, to stand for several minutes and/or to walk short distances. You might have some difficulty completing the most basic mobility tasks including repositioning yourself in bed.

점수 범위	Daily Activity (Range: -2.73 – 115.4)	점수 범위	Applied Cognitive(Range: -6.84 – 68.2)
84–110	On Your Own	56–68	On Your Own
62–83	Getting Things Done	42–55	On the Move
53–61	Difficult Activities	34–41	Minor Difficulties
34–51	Daily Tasks are a Struggle	29–33	Communication Limitations
3–33	No Independent Task	7–28	: Limited Life Skills

가합니다. 심장병 환자와 같이 특정 인구집단을 연구한다면 질병별 도구를 사용하여 정보를 얻고 비교

할 수 있습니다. 하지만 중환자실에서 다양한 질병들을 동시에 비교한다면, 질환별로 특화된 도구 뿐

만 아니라, 내과질환-외과질환 중환자들 모두에게 사용할 수 있는 일반적인 결과지표가 필요하게 됩니

다.[94] 중환자에서 건강관련 삶의 질 연구를 시행하는 주된 이유는 중환자실에 입원했던 환자들에서 건

강관련 '삶의 질'에 대한 지식이 여전히 부족하기 때문입니다. 몇 가지 평가도구들을 활용할 수 있지만

어떤 도구들은 특정 질환의 변화를 알아낼 수 없을 수도 있습니다. 따라서 특정 질환의 변화에 반응할

수 있는 질환 특이적인 평가도구를 사용할 필요가 있습니다.

표 5-4. **중환자의 건강관련 삶의 질 평가를 위해 일반적으로 사용되는 도구**

설문지	목적	설명	측정개념	제약/장점
SF-36	일반적인 건강상태 측정	36개 항목 8개 척도와 신체 및 건강요소점수	신체: 신체기능, 역할 제약, 통증, 일반적인 건강 정신: 활기, 사회적 역할 제약, 정신건강변화	중환자와 인구집단에서 유효성 검증
EQ-5D	14가지 건강상태에 대한 선호도 및 건강상태 평가	5개 항목 3가지 차원에 대한 평가	활동성, 자기관리, 일상활동, 통증/불편감, 불안/우울	중환자의 유효성 검증은 다소 떨어짐. 제공정보 빈약. SF-36에 비해 차이점을 분명히 보여주지 못함.
노팅햄건강프로파일 (NHP)	일반적인 건강상태 측정	2부로 구성된 설문지	1부: 신체활동성, 통증, 수면, 활력, 정서적반응, 사회적 고립 등 6개 영역과 관련된 38개의 진술 2부: 일상생활의 7개 활동-직업, 집안일, 사회활동, 가정생활, 성생활, 취미, 여가	심장수술환자 등 중환자에게 사용됨. 변화에 대한 민감도나 내부적 일관성은 NHP보다 SF-36이 우수.

중환자 치료 분야의 수요는 증가 추세로 앞으로도 더욱 증가할 것으로 예상됩니다. 중환자의학의

발전으로 중환자의 생존율은 현저히 증가하였습니다. 결과적으로 단기사망률 감소라는 중환자실 의

료진들의 전통적인 목표는 도전에 직면하였습니다. 중환자 치료가 건강 관련 '삶의 질'에 미치는 영향

이라는 문제를 이해하기 위해서는 입원기간, 사망률 등과 같은 단기적인 결과 뿐만 아니라 신체, 정

신 건강의 변수, 기능적 상태, 사회적 상호작용 등 건강 관련 삶의 질에 관한 장기적 결과도 포함해

야 합니다. 퇴원 이후 중환자를 평가하는 외래 클리닉 역시 중증 질환 회복의 질과 속도를 개선하는

데 도움이 될 겁니다.

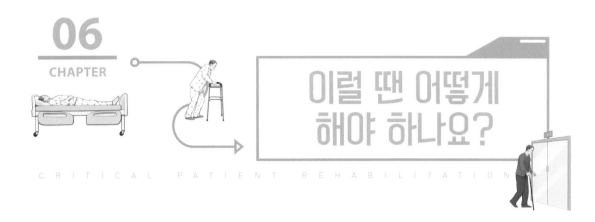

이럴 땐 어떻게
해야 하나요?

CRITICAL PATIENT REHABILITATION

1 궁금합니다

재활 치료 중 환자가 어지러움을 호소하면 어떻게 해야 하나요?

　잠시 재활 치료를 중단하고 환자의 활력징후를 측정합니다. 환자의 증상을 자세히 평가(assessment)합니다. 휴식에도 불구하고 증상이 지속된다면 재활프로그램을 중지하고 환자가 어지러움으로 인해 낙상하지 않도록 지지하면서 침상안정을 시키도록 합니다. 그러나 활력징후가 안정적이고 환자의 증상이 호전을 보인다면 갑작스러운 움직임으로 나타날 수 있는 증상임을 설명하고 재활을 지속합니다.

지속정맥투석(CRRT)이나 체외순환막형산화요법(ECMO) 치료를 받고 있는 환자도 중환자 재활을 받을 수 있나요?

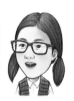

　지속정맥투석이나 체외순환막형산화요법을 위해 삽입된 카테터가 빠질까봐 걱정되시지요? 대퇴정맥에 카테터를 삽입한 환자들도 여러 연구들을 보면 안전사고 없이 재활치료를 시행할 수 있다는 것을 확인할 수 있습니다. 물론 재활 치료 전 카테터 삽입 부위의 고정이 단단히 되었는지 확인해야 하겠지요?

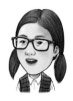

섬망이 있으면 중환자 재활을 할 수 없나요?

그렇지 않습니다. 조절이 되지 않는 과행동 타입의 섬망이 아니라면 오히려 적극적인 중환자 재활로 섬망에서 조기에 벗어날 수 있습니다.

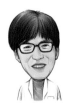

섬망은 저행동성(hypoactive), 혼합성(mixed), 과행동성(hyperactive) 형태가 있으며, 과행동성 타입의 섬망은 전체의 1/3 에 불과합니다.[95]

중환자 재활을 잘 하려면, 섬망을 조기에 발견하고 관리해야 합니다. 이렇게 하려면 '통증, 초조, 섬망(Pain, agitation, and delirium) 관리 임상지침[96]'의 내용을 잘 준수해야겠지요.

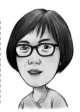

중환자실에서 섬망을 조기에 발견할 수 있는 평가 도구가 있나요?

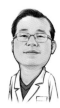

네, CAM-ICU 도구를 이용해보세요. CAM-ICU와 ICDSC는 중환자실 환자들에서 신뢰도가 높은 평가도구 입니다. 부록에서 이와 관련한 자료를 확인해 보세요.

표 6-1. CAM-ICU

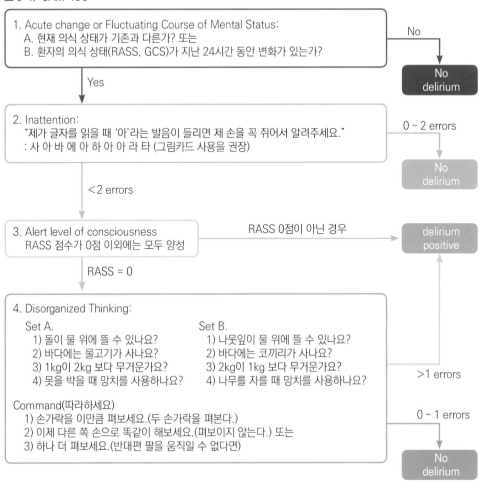

2 활용 가능한 재활 장비를 알려주세요

1) 고정식 자전거운동(Ergometry)

중환자들이 종종 오랫동안 부동(immobility) 상태에 빠지면 신경 근육 합병증을 겪게 됩니다. 고정식 자전거운동은 이러한 부동(immobility)에 의한 문제를 최소화 하기 위해서 사용할 수 있습니다.

고정식 자전거운동을 시작하기 전에 환자에게 절차와 필요성 등을 설명합니다. 기계와의 접촉을 최소화하여 피부를 보호하려면 발뒤꿈치를 마른 거즈로 덮고 안전을 위하여 의료용 테이프 등을 이용해 발목을 90도에 가깝게 고정하는 것이 좋습니다. 수동적 자전거 움직임은 엉덩이와 무릎 관절의 굽힘과 폄이 교대로 일어납니다. 모든 절차는 의료인의 감독 하에 수행합니다.

고정식 자전거운동은 누운 자세에서 침대의 상반신쪽을 30도 올리고 시행합니다. 20RPM 정도로 수동적 자전거타기운동을 수행합니다. 환자가 기립과 이동 훈련을 할 수 있는 단계라면 자전거타기운동은 환자가 견딜 수 있는 최대 시간 동안 부하 없이 시행합니다. 운동시간은 20분을 목표로 합니다. 환자가 최소 20분간 부하 없이 운동을 시행할 수 있을 때 환자가 견디는 정도에 따라 점차적으로 부하를 올려 수행합니다.[97]

운동은 다리의 근육긴장도를 높여주고 결과적으로 근수축동안 정맥환류와 근육관류 모두 증가합니다. 고정식 자전거운동을 사용하는 동안 심폐의 변화와 안정성을 연구한 한 논문에서는 고정식 자전거운동을 하는 동안 초기와 마지막 값을 비교한 결과 심박수(92±17회/분 vs. 95±18회/분; $p<0.05$), 호흡수(19 ± 8회/분 vs. 23±8회/분; $p<0.05$) 그리고 보그 호흡곤란 척도(Borg dyspnea scale) 점수(1.3±1.8 vs. 2.8±2.2; $p<0.05$)가 통계적으로 의미 있게 증가하였습니다. 환자의 85%가 운동을 즐겼다고 보고했고 다른 문항에서는 25%에서 약간의 불편감을 표시했습니다. 그리고 환자들 100%가 앞으로 치료에 이러한 활동을 반복하고 싶어하기를 원하는 등 높은 만족도를 보였습니다.[98]

2) 호이스트(승강장치, Hoist)

호이스트는 환자를 들어서 옮겨주는 용도로 사용하는 승강장치를 말합니다. 이동형 호이스트와 기립 호이스트는 환자를 안전하고 효과적으로 이동하게 도와주고 재활과 치료 모두에 사용할 수 있습니다. 이동형 호이스트를 사용하면 환자를 침대에서 휠체어로 그리고 휠체어에서 화장실로 보다 쉽게 옮길 수 있습니다. 기립 호이스트는 환자가 의자나 침대 가장자리에 앉아 있는 경우 들어 올리

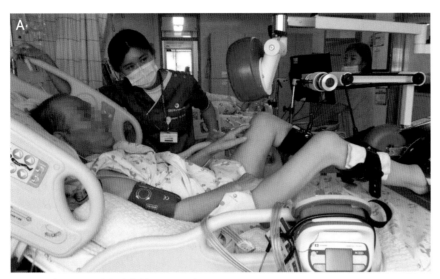

●●● 그림 6-1. 고정식 자전거(Ergometry)

a ; 물리치료사가 고정식 자전거를 이용하여 중환자의 재활을 수행하는 모습. 환자의 하지 고정을 위한 밴드가 피부에 상처를 주지
　않도록 수건을 사용하였다. 고정식 자전거는 깊은 진정 상태이거나, 의식수준이 낮은 경우, 지속정맥투석을 하고 있는 경우라도
　상대적으로 안전하게 이용할 수 있다.

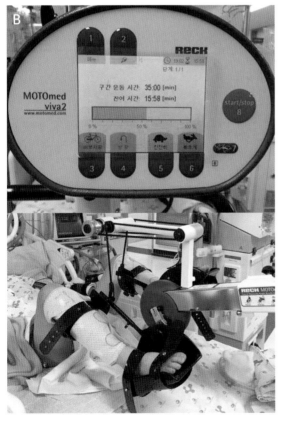

b ; MOTOmed VIVA2의 화면구성 및 실제 환자에게
　적용한 모습.

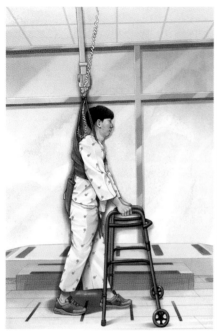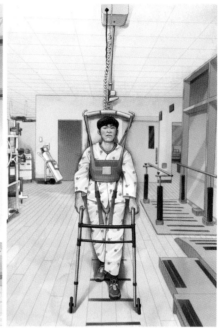

●●● **그림 6-2.** Hoist 승강장치

장비를 이용하여 보다 안전하게 보행훈련하는 모습

는 것 뿐만 아니라 앉히고 이동하는데 도움을 줄 수 있습니다. 또, 가능한 길게 움직임을 지속하도록 하여 삶의 질을 향상시킬 수 있습니다. 이 보조 장비를 이용하면 환자를 부축하거나 이동하다 발생하는 허리 부상을 줄이고 안전하고 쉽게 환자를 옮길 수 있습니다.

3) 경사대(tilt table) 및 침상 보행훈련장비

움직이지 못하는 환자를 움직여주고, 직립하게 하는 것은 매우 힘들고, 어려운 일입니다. 특히 중환자에서 환자와 치료사들의 안전을 위협할 수도 있습니다. 따라서 이러한 환자를 안전하게 그리고, 점차적으로 직립을 하게 하고, 보행훈련을 할 수 있도록 해주는 장비가 필요합니다. 그림과 같은 장비를 이용하면 환자를 쉽게 직립하게 하고, 근력 유지와 전신 순환을 증진할 수 있습니다. 관절의 움직임을 유도하며 발목관절 및 발바닥 신장과 균형감각을 자극합니다. 신경근전기자극치료를 병행하여 근육의 기능을 유지시켜줄 수 있어 향후 활용 가치가 기대됩니다. 60~80도까지 기울일 수 있고, 20~45분 동안 시행할 수 있으며, 치료 중에는 심전도와 혈압을 감시해야 합니다.[99]

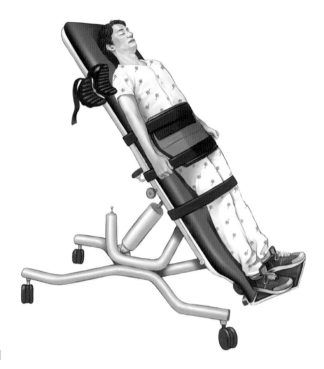

●●● 그림 6-3. 경사대

4) 경피신경근전기자극치료(Transcutaneous Electrical Nerve Stimulation Treatment, EST)

중환자실에서 근육기능 향상을 위해 사용할 수 있는 기술 중 하나가 신경근전기자극치료입니다. 이 치료는 근육크기, 근력, 기능을 유지하거나 증진을 위해 널리 사용되는 치료입니다.[100] 연구에서는 마비된 근육의 재활 치료에서 의미 있는 결과를 보여주었습니다.[100,101] 전기자극치료는 환자의 노력과 무관하게 근수축을 유발하는 비침습적인 전기자극치료를 말합니다. 아직 충분한 근거는 부족하지만, 중환자들은 중증 질환으로 인한 근쇠약 등으로 능동적으로 근육을 사용하여 움직이지 못하는 상태로, 신경근전기자극치료를 이용한 다양한 임상 연구가 필요합니다.

5) 고빈도 가슴벽 진동법

기도 청결을 위한 보조적 도구로 고빈도 가슴벽 진동법(High Frequency Chest Wall Oscillation) 혹은 VEST 기도청결기를 사용할 수 있습니다. 부동, 상태악화 또는 근약화로 인한 기도 분비물 배출을 하지 못하는 환자들의 기도 청결에 도움을 줄 수 있습니다.*

---

* 환자에게 VEST를 착용 시키는 예 ; https://www.youtube.com/watch?v=MDGdU0A4XV0

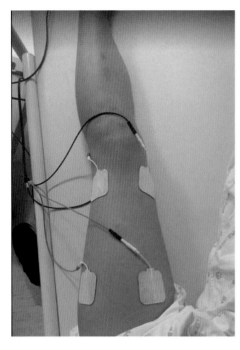

●●● **그림 6-4**. 전기자극치료(Electrical stimulation therapy)
바깥쪽과 안쪽 넓은근에 신경근전기자극치료를 하는 모습

환자가 착용하는 조끼와 공기 진동 발생기(air-pulse generator), 그리고 2개의 튜브로 구성되어 있으며, 공기 진동 발생기가 1초에 25회까지 조끼에 공기를 넣어주고 빼면서 가슴 벽에 진동을 일으킵니다. 이 과정은 기침을 만들며 기관지벽에서 점액을 분리시키고 중심부 기도를 따라 이동하게 됩니다. 분비액(secretions)과 점액(mucus)이 작은 기도에서 큰 기도로 이동하면 기침이나 흡인(suction)으로 쉽게 제거할 수 있습니다. 이렇게 흉부에 조끼 혹은 재킷을 입고 기계가 작동하는 동안 폐 전반에 걸친 분비물을 제거할 수 있습니다.[102]

흉부타진요법(chest percussion therapy, CPT)과 다르게 특별한 기술과 호흡테크닉이 필요하지 않고, 체위 변경과 호흡 방법이 필요가 없습니다. 환자들에게 사용하기 안전하고 쉽고 효과적입니다.

몇몇 연구에선 고빈도 가슴벽 진동 장치의 이점에 대해 보고하고 있습니다.[103-107]

① 전통적인 물리치료에 적절한 물리요법 방식을 제공한다.

② 객담 배출을 도와준다.

③ 호흡 기능의 개선과 안정에 기여한다.

④ 낮은 폐용량의 공기 흐름을 향상시킨다.

HFCWO 치료는 낮은 압력과 빈도에서 시작되고 그 다음 각 환자의 내성에 따라 추천된 압력/빈도로 증가합니다. 치료 섹션은 전형적으로 15~30분 정도이고, 객혈을 하는 환자에게는 시행해서는

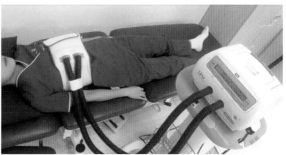

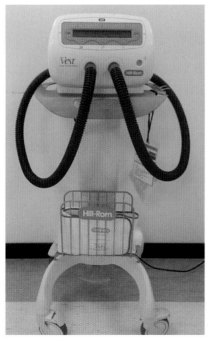

●●● 그림 6-5. 고빈도 가슴벽 진동법(VEST 기도청결기)

안 됩니다.[103]

6) 태블릿 플랫폼 기반 어플리케이션 활용

태블릿 PC는 다양한 어플리케이션이 개발되면서 환자의 인지 손상에 맞는 다양한 프로그램 적용이 가능할 것으로 기대됩니다. 특히, 태블릿 PC를 이용한 인지치료는 제한적인 중환자실 환경에서 용이하게 사용할 수 있고, 다양한 무료 어플리케이션의 활용이 가능하며, 유료 어플리케이션이라 하더라도 다수의 환자에게 적용이 가능합니다. 환자와 보호자가 퇴원 후에도 쉽게 사용할 수 있기 때문에 집, 지역사회에서도 활용도가 높을 것으로 기대합니다. 우리나라에는 CoSAS-S (Cognitive Screening Assessment System-Screen, NetBlue Ltd., Daegu, Korea)라는 프로그램이 인지훈련용으로 개발되어 일부 의료기관에서 이용하고 있습니다.

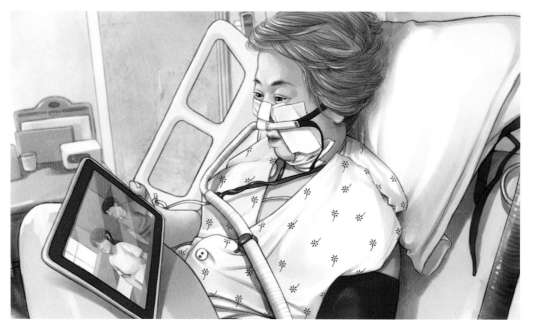

●●● 그림 6-6. 태블릿 PC를 이용한 인지훈련

Appendix

부록 ▶▶▶▶▶▶▶▶▶▶ Rehabilitation

1 유용한 사이트

🖥 http://www.improvelto.com

❓ Outcomes After Critical Illness and Surgery (OACIS) Group at Johns Hopkins University School of Medicine에서 제공하는 홈페이지로 중환자 재활에 적용 가능한 다양한 도구, 문헌 등에 관한 정보를 제공한다.

🖥 http://www.mobilization-network.org/Network/Welcome.html

❓ Johns Hopkins University School of Medicine에서 제공하는 홈페이지로 중환자 재활과 관련된 정보, 임상적 경험, 근거, 가이드라인 등에 관한 정보를 제공한다.

🖥 http://www.permeseminars.com

❓ 중환자 재활에 종사하는 전문가들을 위한 다양한 교육 자료(코스, 문헌 등)에 관한 정보를 제공한다.

🖥 http://www.icurehab.kr

❓ The Second Annual Conference on Early Mobilization & Rehabilitation in the ICU에 관한 정보를 제공한다.

🖥 http://sg-anzics.com

❓ Asia Pacific's premier clinical intensive care medicine conference에 관한 정보를 제공한다.

🖥 http://www.hopkinsmedicine.org/pulmonary/research/outcomes_after_critical_illness_surgery/oacis_videos_news.html

❓ 환자 케이스, 평가도구 적용 등과 같은 비디오 자료, 평가도구, 문헌, 컨퍼런스 일정 등 정보를 제공한다.

🖥 http://www.iculiberation.org

❓ 중환자 재활 시 적용할 수 있는 가이드라인, 묶음, 평가도구, 학회 일정 등 정보를 제공한다.

🖥 http://www.hopkinsmedicine.org/armstrong_institute/improvement_projects/mvp/index.html

❓ 중환자 재활과 관련된 근거, 자주 묻는 질문, 실제 환자 케이스 등에 관한 정보를 제공한다.

🖥 http://icudelirium.org

❓ 중환자 조기재활과 관련된 영역 중 특히 섬망의 특징, 유병률, 예방법 등과 관련된 정보를 중점적으로 제공한다.

🖥 http://www.aacn.org

❓ 미국 중환자간호사협회 홈페이지로 다양한 문헌 자료, 교육 정보 등을 제공한다.

🖥 https://www.apta.org

❓ 미국 물리치료사협회 홈페이지로 다양한 교육 자료, 문헌, 경험 등을 제공한다.

🖥 http://www.cardiopt.org

❓ 미국 물리치료사협회와 관련된 홈페이지 중 하나로 특히 Cardiovascular & Pulmonary에 관한 다양한 문헌 및 정보를 제공한다.

http://www.aota.org

미국 작업치료사협회 홈페이지로 작업치료와 관련된 다양한 정보 및 문헌을 제공한다.

http://www.asha.org

미국 언어치료사협회 홈페이지로 언어치료 및 연하장애 등과 관련된 다양한 정보 및 문헌을 제공한다.

http://www.sccm.org/Pages/default.aspx

미국계중환자의학회 홈페이지로 다양한 논문 및 교육 정보를 제공한다.

http://www.esicm.org

유럽 중환자의학회 홈페이지로 다양한 논문 및 교육 정보를 제공한다.

http://www.efccna.org

유럽 중환자의학간호사 홈페이지로 다양한 논문 및 교육 정보를 제공한다.

2 한글판 SLUMS

VAMC
SLUMS 검사

본 평가 도구에 관한 질문이 있으십니까? aging@slu.edu 로 이메일을 보내십시오.

이름 _____ 나이 _____
환자가 정신이 기민합니까? _____ 학력 _____

/1 ❶ 1. 오늘이 무슨 요일입니까?
/1 ❶ 2. 올해가 몇 년도 입니까?
/1 ❶ 3. 우리가 지금 무슨 도에 있습니까?

4. 이 다섯 가지 물건을 기억하십시오. 잠시 후 어떤 물건들이었는지 물어볼 것입니다.
    사과   펜   넥타이   집   자동차

5. 귀하는 현재 10 만원을 가지고 있으며 상점에 가서 사과 12 개를 3 천원에 그리고
세발자전거를 2 만원에 삽니다.

❶ 돈을 얼마나 썼습니까?
/3 ❷ 남은 돈이 얼마입니까?

6. 1 분동안 최대한 많은 동물들의 이름을 말씀해보세요.
/3 ❶ 0-4 가지 동물 ❶ 5-9 가지 동물 ❷ 10-14 가지 동물 ❸ 15+가지 동물

/5 7. 기억하라고 말씀드린 다섯 가지 물건이 무엇이었습니까? 정답마다 1 점

8. 연속으로 몇 개의 숫자를 말씀해 드릴테니 그 숫자들을 거꾸로 말씀해보십시오.
예를 들어, 제가 42 라고 하면 24 라고 말씀하시면 됩니다.
/2 ❶ 87 ❶ 648 ❶ 8537

9. 이것은 시계 앞면입니다. 시간을 가르키는 숫자를 표기하시고 11 시
10 분 전으로 시간을 맞추시기 바랍니다.
❷ 시간을 가르키는 숫자 또는 표시가 맞습니다
/4 ❷ 시간이 맞습니다

❶ 10. 삼각형 안에 **X** 를 놓으십시오.

/2 ❶ 위의 그림 중 가장 큰 것이 무엇입니까?

11. 제가 이야기를 하나 들려드릴 겁니다. 이야기가 끝난 후 여기에 관한 몇 가지 질문을 드릴
것이니 잘 들어 주시기 바랍니다.
영희는 크게 성공한 증권 중개인입니다. 그녀는 주식시장에서 큰 돈을 벌었습니다. 그리고
그녀는 굉장히 잘생긴 철수를 만났습니다. 그녀는 철수와 결혼을 했고 세 명의 아이들을
낳았습니다. 그들은 강남에 살았습니다. 그녀는 아이들을 기르기 위해 일을 그만두고
가정주부가 되었습니다. 아이들이 십대가 되었을 때 그녀는 다시 복직했습니다. 그녀와
철수는 오래오래 행복하게 살았습니다.
/8 ❷ 이야기에 등장하는 여자의 이름이 무엇입니까? ❷ 그녀의 직업은 무엇이었습니까?
❷ 그녀는 언제 다시 복직했습니까? ❷ 그녀는 어느 도에 살았습니까?

_____ 총 점수

점수		
고졸 27-30	정상	고졸 미만 25-30
21-26	경도 신경인지 장애	20-24
1-20	치매	1-19

임상의 서명 _____ 날짜 _____ 시간 _____

SH Tariq, N Tumosa, JT Chibnall, HM Perry III, and JE Morley. The Saint Louis University Mental Status (SLUMS) Examination for detecting mild cognitive impairment and dementia is more sensitive than the Mini-Mental Status Examination (MMSE) - A pilot study. *Am J Geriatr Psych* 14:900-10, 2006.

제공 : Gateway Geriatric Workplace Enhancement Program, Saint Louis University Division of Geriatric Medicine

③ CAM-ICU 프로토콜

▶ CAM-ICU Sheet

* RASS-4,-5이면 평가를 중지하고, 차후에 재평가 VV

특성 1: 급성으로 발생하였거나 계속 변화하는 경과인가? (1A 또는 1B 항목에서 '예'이면 양성)	○ 양성	○ 음성
1A: 현재의 의식 상태가 기존(입원 전)의 의식상태와 다른가?	○ 예	○ 아니오
1B: 환자의 의식상태(RASS, GCS 또는 이전의 섬망 평가에 따른)에 지난 24시간 동안 변화가 있는가?	○ 예	○ 아니오
특성 2: 주의력 결핍(2A 또는 2B 항목에서 오답수가 3개 이상일 때 양성임) 글자를 통한 주의력 검사를 먼저 시행하고 환자가 이 검사를 수행할 수 있고 점수가 명확할 때에는 이 점수를 기록하고 특성 3으로 넘어간다. 환자가 글자를 통한 검사를 시행할 수 없거나 사용한 검사에서 점수가 명확하지 않은 경우에는 그림을 통한 주의력검사를 시행하고 두 가지 검사를 모두 시행한 경우에는 그림으로 시행한 검사 점수를 기록한다.	○ 양성	○ 음성
2A: 글자를 이용한 주의력 검사(시행 못한 경우 "NT"로 기록) 방법: 환자에게 "제가 지금부터 10개의 글자들을 순서대로 읽어드릴 것입니다. 이 중 '아'란 글자가 들리면 제 손을 꼭 쥐어서 알려주세요"라고 말하라. 다음 글자들을 일상적인 톤으로 읽어준다. '사 아 바 에 아 하 아 아 라 타' 채점: '아'라고 했을 때 환자가 반응이 없거나 다른 글자에서 시험자의 손을 쥐었을 때 오답으로 처리한다. 오답의 수를 더한다.	○ 오답 3개 이상	○ 오답 3개 미만
2B: 그림을 이용한 주의력 검사(시행 못한 경우 "NT"로 기록) 그림판 A, B를 참고		
특성 4: 의식 수준의 변화(RASS 0점 이외에는 모두 양성)	○ 양성	○ 음성
특성 3: 비체계적인 사고(오답수가 2개 이상일 때 양성임)	○ 양성	○ 음성
3A: 예/아니오로 대답하세요(Set A/B 중 한 가지를 선택해 사용. 매일 사용하는 경우 교대로 사용)	○정답 합산 (3A+3B) 4점 미만	○정답 합산 (3A+3B) 4점 이상
Set A 1. 돌이 물 위에 뜰 수 있나요? 2. 바다에는 물고기가 사나요? 3. 1kg이 2kg 보다 무거운가요? 4. 못을 칠 때 망치를 쓸 수 있나요?　　Set B 1. 나뭇잎이 물 위에 뜰 수 있나요? 2. 바다에는 코끼리가 사나요? 3. 2kg이 1kg 보다 무거운가요? 4. 나무를 자르는 데 망치를 쓸 수 있나요?		
각각의 질문에 틀린 대답을 할 때마다 오답 1개로 처리		
3B: 따라하세요 환자에게 다음과 같이 말한다. "손가락을 이만큼 펴보세요(시험자는 환자 앞에서 손가락을 두 개 편다.)", "이제 다른 쪽 손으로 똑같이 해보세요"(손가락 숫자를 반복하지 않는다.) *만일 환자가 양 팔을 움직일 수 없다면 두 번째 질문은 "손가락을 하나 더 펴보세요"로 대체함. 두 가지 명령을 모두 성공적으로 수행하지 못하면 오답 1개로 처리		
최종 CAM-ICU(특성 1과 2가 존재하고 특성 3 또는 4가 추가로 존재)	○ 양성	○ 음성

Delirium present if CAM-ICU is positive

▶ CAM-ICU 그림판 A, B

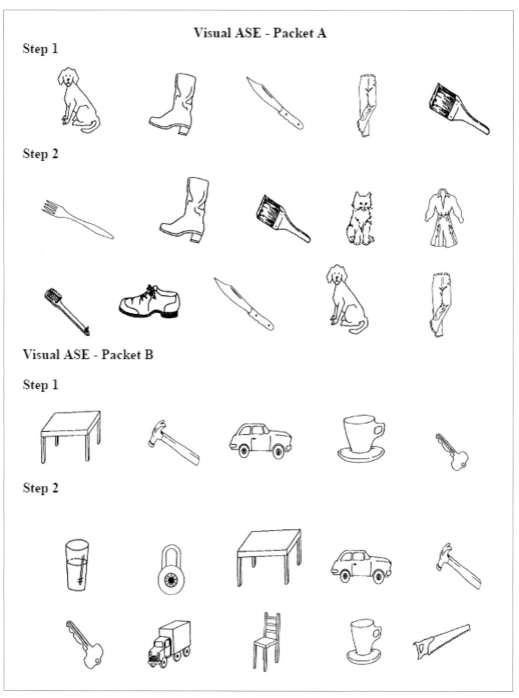

adapted from 'CAM-ICU Training Manual, 2005 by E. Wesley Ely, MD, MPH and Vanderbilt University, USA

▶ CAM-ICU 주의력 검사 방법 설명문

주의력 검사 - 청각 및 시각

A. 청각을 이용한 주의력 검사

방법 : 환자에게 다음과 같이 말한다. "제가 이제 10개의 글자들을 순서대로 읽어드릴 것입니다. 이 중 '아'란 글자를 들으면 제 손을 꼭 쥐어서 알려주세요." 이후 다음 10개의 글자들을 일상적인 톤으로 (ICU 자체의 소음 속에서도 충분히 들릴 수 있는 정도 크기로), 초당 한글자의 속도로 읽어준다.
사 아 바 에 하 아 아 라 타

채점 : '아'라고 했을 때 환자가 반응이 없거나 다른 글자에서 시험자의 손을 쥐었을 때 점수를 주지 않는다. 필요하다면 4~5개의 '아'를 포함하는 다른 10글자의 배열을 이용하여 연속적인 일자에 검사를 할 수 있다.

B. 시각을 이용한 주의력 검사

* 그림판 A, B를 참조하세요.
1단계 : 5개의 그림
방법 : 환자에게 다음과 같이 설명한다. "_____ 환자분, 제가 이제부터 몇 가지 흔한 물건들을 그림으로 보여드릴 것입니다. 주의 깊게 보시고 각 그림들을 기억하도록 하세요. 제가 보여드린 그림에 대해서 질문을 한 것입니다." 그리고 나서 그림판 A형 또는 B형을 보여주고, 각 그림마다 3초간 보여준다. 반복적인 평가가 필요하다면 일별로 그림판 종류를 교대로 사용하여 진행한다.

2단계 : 10개의 그림
방법 : 환자에게 다음과 같이 설명한다. "이제부터 더 많은 그림들을 보여 줄 것입니다. 이 중 일부는 이전에 이미 보았던 그림들이고 환자에게 "이제 제가 그림을 좀 더 보여드릴께요. 몇 개는 먼저 보신 거고 몇 개는 처음 보시는 겁니다. 먼저 보신 그림인지 아닌지 고개를 끄덕이거나 고개를 저어서 알려주세요" (고개를 끄덕이거나 젓는 예시를 보여줌) 라고 말한다. 그런 후에 10개의 그림(5개의 새로운 그림과 5개의 반복되는 그림)을 각각 3초간 보여준다.(A형이나 B형의 2단계, 위의 1단계에서 어떤 형을 사용했는가에 따라 같은 형을 사용)

채점 : 이 테스트는 2단계에서 '예' 또는 '아니오'로 대답한 정답의 개수에 의해 채점한다(10점 만점). 고령의 환자들이 잘 볼 수 있도록, 그림은 가로 6인치 세로 10인치 크기의 담황색 색상지에 출력하고 무광택 코팅을 한다.
주의 : 시각적 주의력 평가를 수행할 때 환자가 안경을 착용하는지 반드시 확인한다.

제공 : 서울대학교병원 이상민 교수팀

4 한글판 GUSS

한글판 The Gugging Swallowing Screen

이 프로토콜은 보건산업진흥원 보건의료기술연구개발사업의 지원을 받아 번역한 것이나, 한글판 검사지의 신뢰도/타당도 검사가 필요함을 미리 밝힙니다.

◈ 검사 기준 및 구성(General Criteria/Test Construction)

GUSS는 간접 식이 평가(part1, preliminary assessment)와 직접 식이 평가(part2, 세가지 세부항목)로 구성되어 있다. 검사는 세부 항목의 순서대로 시행한다. 점수가 높을수록 수행능력이 좋음을 의미하며, 각 항목 최대점은 5점이다. 선행과제에서 최대점을 획득하면 다음 단계의 검사를 시행한다.

각 검사 항목은 병리적(pathologic, 0점) 혹은 생리적(physiologic, 1점)이라고 점수를 매긴다. 직접 식이 평가 중 '삼키기(deglutition)' 항목에서만 다른 채점방식을 사용한다. 정상 삼킴은 2점, 삼킴 지연 시에는 1점, 병리적 삼킴 시에는 0점을 채점한다. 환자가 모든 항목을 정상적으로 완료하면 만점(5점)이다. 만약 환자가 5점 이하의 점수를 얻는다면 검사를 중단하여야 하며, 연하 보조 식단 그리고/혹은 비디오연하조영검사(VFSS ; Videofluoroscopic Swallowing Study) 혹은 내시경적연하기능검사(FEES ; Functional Endoscopic Evaluation of Swallowing)와 같은 추가 검사를 권고한다. 검사의 최대점수는 20점이며, 만점의 경우에는 흡인(aspiration)이 없는 정상 연하기능을 가지고 있음을 의미한다.

GUSS검사 시행 전, 환자는 최소 60도 이상 상체거상 자세로 침대에 앉아야 한다. 편측무시(neglect), 실행증(apraxia)은 식이 검사에 영향을 미칠 수 있기 때문에 검사 전 환자가 평가자의 얼굴, 숟가락, 음식을 인지할 수 있는지 확인한다.

- 간접 식이 검사(indirect swallowing test)에서는 각성(vigilance), 자발적 기침(voluntary coughing), 침 인식, 침 흘림, 목소리 변화를 평가한다.
- Messy et., al은 각성(alertness)이 식이의 필수 인자라고 하였다; 환자는 음식물을 먹기 전 완전히 명료한 각성상태를 유지하여야만 한다.

- 직접 식이 검사(Direct swallowing test) 채점 항목은 삼킴(Deglutition), 비자발적 기침(involuntary cough), 침 흘림(drooling), 목소리 변화(voice change)이다.
- 삼킴은 후두 거상(larynx elevation)을 관찰하여 평가한다.
- 목소리 변화 항목은 삼킨 후 젖고(wet) 울리는(gurgling) 목소리가 나는지 관찰하며, 이는 흡인 여부를 알려주는 신뢰성 있는 인자(parameter)이다.
- 침흘림은 연하장애를 나타내는 인자로서 논란이 있으나 검사하기 용이하여 검사 항목으로 채택하였다.
- 후두 거상은 삼킴의 신뢰할만한 중요한 임상 인자다. 그러나 이는 임상적으로 기능 측정이 어렵고, 표준화 지침이 없기 때문에 검사 시 채점 항목에서 제외하였다.
- 삼킴 전과 후, 과정 중에 자발적 기침 그리고/혹은 헛기침이 약하거나 불가한 것은 흡인 예측 인자이다.

◈ GUSS Part 1: 간접 식이 평가(preliminary Assessment: Indirect Swallowing Test)

정상 침 삼킴은 연하 검사의 선행 검사 과제이다. 대부분의 연하기능 검사는 일정량의 물을 이용한다. 보고된 검사 방법 중 가장 소량은 Logemann et., al과 Daniels et., al이 이용한 1mL이다. 이 용량은 침 삼킴의 용량과 매우 유사하다. 대다수의 환자는 1mL와 같은 소량의 물을 인식하지 못하였다. 이러한 이유로 GUSS는 간단한 침 삼킴 항목을 검사에 사용하기로 하였다. 입이 건조하여 침 생산이 원활하지 않은 환자의 경우에는 침 스프레이(saliva spray)를 제공하였다. 이 항목에서는 각성, 자발적 기침, 헛기침, 침 삼킴을 평가한다.

◈ GUSS Part 2: 직접 식이 평가(Direct Swallowing Test)

직접 식이 평가는 반고체(semisolid), 물(liquid), 고체(solid)로 순서대로 시행한다.

▽ 반고체 식이 검사(Semisolid Swallowing Trial)

증류수에 연하보조제를 첨가하여 푸딩 점도 정도로 시행한다. 처음에 3분의 1에서 2분의 1 정도의 티스푼 양으로 검사한 후, 2분의 1 정도의 티스푼 양으로 5회 더 검사한다. 평가자는 환자가 이를 삼킨 후 환자를 면밀히 관찰하여야 한다. 4개의 흡인 인자(삼킴, 기침, 침 흘림, 목소리 변화) 중 1가지라도 있다면 검사를 중단한다.

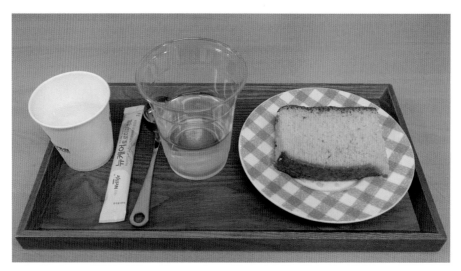

●●● GUSS 검사에 사용하는 식이와 점도(좌측부터 순서대로 1. 반고체 2. 액체 3. 고체)

▽ **액체 식이 검사(Liquid Swallowing Trial)**

검사 시 3mL의 물을 먼저 삼키게 한 후 환자를 유심히 관찰한다. 환자가 물을 정상적으로 삼킨다면 물을 5, 10, 20mL 제공하여 검사를 시행한다. 50mL를 삼키는 것이 마지막 과제이며 환자는 물을 최대한 빨리 마셔야 한다.

▽ **고체 식이 검사(Solid Swallowing Trial)**

건조한 빵(dry bread) 작은 조각 한 개를 삼킨다. 검사는 5번 시행한다. 이 항목에서 삼킴은 구강준비기(oral preparatory)를 포함하여 10초 이내에 이루어져야 한다.

한글판 G U S S (Gugging Swallowing Screen)		
1. 예비 검사/ 간접 연하 검사		
	예	아니오
각성(환자는 최소 15분 이상 명료해야 한다)	1 ☐	0 ☐
기침 그리고/혹은 인후 음식물 제거(자발적 기침) (환자는 기침 혹은 인후 음식물 제거를 두번 할 수 있어야 한다)	1 ☐	0 ☐
침 삼킴 • 성공적으로 삼킴	1 ☐	0 ☐
• 침흘림	0 ☐	1 ☐
• 목소리 변화(쉰소리, 거글소리, 코팅된 소리, 약한 소리)	0 ☐	1 ☐
총점	(5) 1-4: 검사 중단 및 표준 검사 시행 추천 5: 검사 진행	
2. 직접 연하 평가		
	1	2	3
	SEMISOLID	LIQUID	SOLID

	1 SEMISOLID	2 LIQUID	3 SOLID
삼킴 • 삼킴 불가능 • 삼킴 지연(2초 이내, 고체의 경우 3초 이내) • 삼킴 성공	0 ☐ 1 ☐ 2 ☐	0 ☐ 1 ☐ 2 ☐	0 ☐ 1 ☐ 2 ☐
기침(비자발적) (삼키기 전, 동안, 후 3분 이내) • 있다 • 없다	0 ☐ 1 ☐	0 ☐ 1 ☐	0 ☐ 1 ☐
짐흘림 • 있다 • 없다	0 ☐ 1 ☐	0 ☐ 1 ☐	0 ☐ 1 ☐
목소리변화 (삼키기 전 후 '오' 라고 말해보도록 한다.) • 있다 • 없다	0 ☐ 1 ☐	0 ☐ 1 ☐	0 ☐ 1 ☐
총점	(5) 1-4: 표준 검사 의뢰 5: 액체 검사	(5) 1-4: 표준 검사 의뢰 5: 고체 검사	(5) 1-4: 표준 검사 의뢰 5: 고체 검사
총점(간접 검사 + 직접 검사)	(20)		

GUSS (Gugging Swallowing Screen) GUSS – 평가			
결과		심각도	추천 식단
20	반고체/ 액체, 고체 식이 성공	경도/연하장애 없음 최소한의 흡인 위험	• 정상 식이 • 액체(첫 섭취 시 작업치료사 혹은 숙련된 간호사의 감독 필요)
15-19	반고체, 액체 식이 성공/고체 식이 실패	경도의 흡인 위험이 있는 경도 연하장애	• 연하장애식이(퓨레, 부드러운 음식) • 액체는 천천히 – 한모금씩 섭취 • FEES, VFSS 검사 • 작업치료사/재활의학과 의사에게 의뢰
10-14	반고체 식이 성공, 액체 식이 실패	중증도 흡인위험이 있는 연하장애	• 연하식이 시작: • 반고체 식이(유아식이나 비경구식이 추천) • 모든 액체는 점도증진제를 사용하여 섭취 • 알약은 반드시 가루형태 혹은 점도증진제를 첨가하여 섭취 • 액체형태의 약물 섭취 금지 • FEES, VFSS • 작업치료사/재활의학과 의사에게 의뢰
0-9	간접식이 검사 실패 혹은 반고체 식이 실패	흡인 위험이 높은 심각한 연하장애	• NPO(경구식이 금지) • FEES, VFSS • 작업치료사/재활의학과 의사에게 의뢰

*VFSS ; Videofluoroscopic Swallowing Study
*FEES ; Functional Endoscopic Evaluation of Swallowing

5 중환자 재활 프로토콜 예시

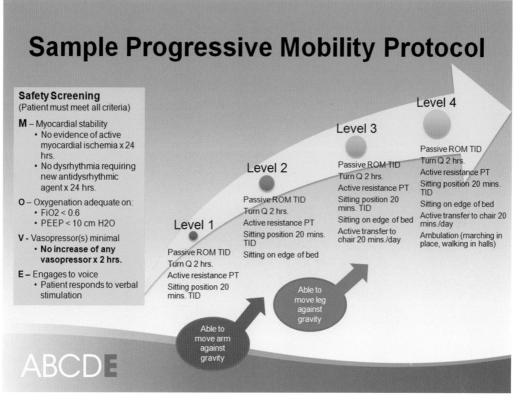

미국중환자간호협회

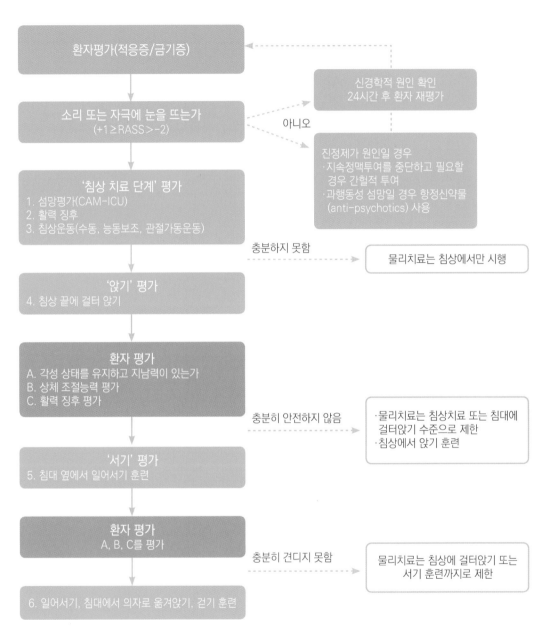

●●● 중환자 재활 프로토콜 예시[40]

	중환자 재활(PT/OT)을 시작해서는 안 되는 경우[41]	중환자 재활(PT/OT) 시행 중에 중단해야 할 경우[41]
1	평균 동맥혈압 〈 65 mmHg	평균 동맥혈압 〈 65 mmHg
2	심박동수 분당 〈 40회, 또는 〉 130회	심박동수 분당 〈 40회, 또는 〉 130회
3	호흡수 분당 〈 5회, 또는 〉 40회	호흡수 분당 〈 5회, 또는 〉 40회
4	말초 산소포화도 모니터 〈 88%	말초 산소포화도 모니터 〈 88%
5	두개강내압 상승의 증거	심한 인공호흡기-환자 비동조
6	현성 소화기내강 출혈	환자의 스트레스(몸짓 또는 신체적 저항)
7	급성심근경색	부정맥이 새로 발생하였을 때
8	다른 시술/처치를 받고 있을 때	심근 허혈이 우려되는 경우
9	30분 이내 진정제 투여가 필요할 정도의 초조/불안증이 있었을 경우	기도관(airway device) 유지가 어렵다고 생각되거나, 기도내관이 빠졌을 경우
10	기도관(airway device)이 안정적이지 않을 경우	주저앉을 경우

⑥ 6분보행검사 검사지

이름 :   병록번호 :   날짜 : ___ / ___ / ___

검사횟수_____회   검사자_____

성별 : M / F   나이 : _____

키 : ____cm   체중 : ____kg   혈압 : _____ / _____mmHg

검사 전 복용 약물(종류, 용량과 시간)

검사 중 산소 공급 여부 : 예 / 아니오

　　　　　　　산소유속_____L/min, 공급방법 : nasal prong/facial mask/venturi mask

	검사 전	검사 후
시간	___ : ___	___ : ___
호흡곤란	_____(Borg scale)	_____(Borg scale)
피로감	_____(Borg scale)	_____(Borg scale)
SpO2	_____%	_____%

검사 중단 여부 : 예 / 아니오 (이유:)

검사 후 증상 : 흉통 / 어지럼증 / 다리통증 / 기타 :

왕복횟수 : _____(x60 meters) + _____meters = 6분간 보행거리_____m

Interpretation :

◈ 검사 프로토콜

검사 적응증

1. 중등~중증 심장 또는 폐질환 환자의 치료 전후 비교
   - 폐이식, 폐절제(LVRS), 호흡재활치료, 만성폐쇄성폐질환, 폐고혈압, 심부전
2. 운동능력의 평가
   - 만성폐쇄성폐질환, 심부전, 말초혈관질환, 고령
3. 예후 평가
   - 심부전, 만성폐쇄성폐질환, 폐고혈압

검사 금기

1. 절대금기
   - 지난 한 달간 불안정협심증이나 심근경색의 병력.
2. 상대금기
   - 안정시 맥박 〉120회/분
   - 수축기 혈압 〉180mmHg, 이완기 혈압 〉100mmHg.
3. 검사시행 전 6개월 이내의 심전도를 확인한다.
4. 절대 금기가 아닌 안정형 협심증 환자의 경우, 협심증 약물을 원래대로 복용 후 검사를 시행하게 되며 검사 시에는 nitroglycerin을 준비한다.

검사자 준비물

스톱워치, Mechanical lap counter, Two cones, 이동이 쉬운 의자, 검사기록지, 산소, 혈압계, 응급용 전화기, 제세동기

피검사자 준비물

활동이 편한 복장, 걷기에 적합한 신발, 보행보조 도구나 지팡이(평소대로), 평소 약물 그대로 복용, 가벼운 식사, 검사시작 2시간 전부터는 심한 운동은 피할 것.

검사를 시행하기 전에

- 장소 : 응급 카트가 있어 응급상황에 즉시 대처가 가능한 곳
- 산소, sublingual nitroglycerin, aspirin, salbutamol (MDI 또는 분무기), 전화기를 준비.
- 검사자는 Basic Life Support의 교육과정을 이수.
- 만성산소요법을 시행하던 환자는 산소를 평소대로 공급함.

검사를 즉시 중지해야 하는 경우

- 흉통, 참을 수 없는 호흡곤란, 하지근육경련, 비틀거림, 발한, 창백
  (즉시 환자를 앉히거나 눕히고 환자 증상의 정도와 실신(syncope)의 위험을 평가한다. 그리고 혈압, 맥박, 산소
  포화도를 체크하며 산소를 투여한다. 도움을 요청할 수 있는 프로세스를 미리 갖추어야 한다.)

검사 시작 전

- 반복검사인 경우 이전 검사와 비슷한 시간에 시행.
- 준비운동은 금지하고 검사시작 전 최소한 10분간 의자에 앉아 휴식.
- 이때 검사자는 환자의 혈압, 맥박, 산소포화도, 금기여부를 확인.
- 일어서서 Borg scale을 이용하여 검사 전 호흡곤란과 피로감 평가.

피검사자 교육

출발선으로 이동하여 다음과 같이 설명한다.
"이 검사의 목적은 6분 동안에 걸으실 수 있는 최대 거리를 측정하는 것입니다. 이 복도를 6분간 왕복하시면 되겠습니다. 6분은 긴 시간이므로 힘이 드실 수도 있습니다. 힘이 드시면 속도를 줄이거나, 멈추어 서실 수 있습니다. 멈추어서 쉬실 때는 벽에 기대셔도 좋습니다. 하지만 다시 걸을 수 있게 되면 즉시 다시 출발하셔야 합니다.
앞에 보이는 두 원뿔 사이를 왕복하시고 원뿔 주위로 도실 때는 민첩하게 도신 후 즉시 반대편으로 향하세요. 제가 시범을 보일테니 잘 보세요."
한 번 왕복하는 시범을 보인다.
"준비되셨나요? 저는 이것을 이용하여(lap counter) 왕복 횟수를 재겠습니다. 한 번 왕복하실 때마다 제가 이것을 한 번씩 누르겠습니다. 6분 동안에 가능한 많이 걸으셔야 한다는 점을 기억하세요. 하지만 뛰시면 안됩니다. 준비되셨으면 출발하세요."

검사 시행

- 피검사자가 걸을 때 함께 걸어서는 안 된다. 출발하면 즉시 타이머를 작동시킨다.
- 보행 중 아무에게도 말을 하지 않는다. 일정한 어구와 일정한 어조로 보행을 독려한다.
- 피검사자를 항상 주시하고 피검사자가 출발선으로 돌아올 때마다 lap counter를 한 번씩 누른다. 이때 과장된 동작으로 누르는 것을 피험자가 알게 한다.

피검사자 독려

- 1분 후, "잘하고 계십니다. 5분 남았습니다."
- 2분 후, "계속하세요. 4분 남았습니다."
- 3분 후, "잘하고 계십니다. 반 정도 남았습니다."
- 4분 후, "계속하세요. 2분 밖에 안 남았습니다."
- 5분 후, "잘하고 계십니다. 1분 밖에 안 남았습니다."
- 15초 전, "잠시 후 제가 그만 이라고 하면 그 자리에 멈추세요. 제가 그곳으로 가겠습니다."
- 6분 후, "그만."이라고 말하고 피검사자에게 간다. 피검사자가 지쳐 보이면 의자를 가져간다. 멈추어선 지점에 물건을 놓아 표시한다.

이 외에 다른 독려의 말이나 몸짓은 하지 않는다.
검사 중 피검사자가 멈추어서면, "원하시면 벽에 기대셔도 좋습니다. 다시 걸을 수 있을 때 다시 시작하세요."라고 말한다. 타이머는 멈추지 않는다.
피검사자가 다시 걷기를 원치 않거나, 검사자에 의해 검사가 중단되었을 때는 의자를 가져가서 앉게 한 후, 거리와 시간, 중단한 이유를 기록한다.

검사 후

- 호흡곤란과 피로감을 Borg scale로 평가한다(이때 검사 전 scale을 알려준다).
- 피검사자에게 무엇 때문에 더 걷지 못했는지 묻는다.
- 산소포화도와 맥박을 기록한다.
- 거리(6MWD)를 계산하여 기록한다.
- 환자에게 검사종료를 선언한 후 물을 가져다 준다.

참고문헌 ; ATS Statement : Guidelines for the Six-Minute Walk Test ; ATS March ; 2002

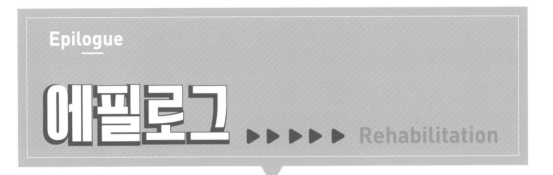

Epilogue

에필로그 ▶▶▶▶▶ Rehabilitation

중환자 재활프로그램을 운영하면서 팀원들에게 요청하거나 지시하거나 교육을 했던 기억은 별로 없었던 것 같습니다. 중환자 재활을 통해 좋아지던 환자들의 모습, 재활시간을 기다리던 환자들의 얼굴, 살아있고 회복하고 있다고 느끼는 환자들의 감정을 팀원들 모두 느꼈기 때문일 겁니다. 이 '중환자 재활 프로그램'을 도입하고, 이를 위해 'ABCDEF bundle'을 정착하려고 했던 노력은 제가 의사가 된 이후 가장 보람있었던 일입니다.

 문재영(중환자실 전담 전문의)

이 책은 중환자 재활을 시작하는 의사, 간호사, 물리치료사, 작업치료사가 중환자 재활프로그램이 무엇인지, 어떻게 시작해야 하는지를 쉽게 알려주는 책입니다.

 지성주(재활의학 전문의)

기계환기를 하는 환자가 중환자 재활을 받는 모습을 보며 문화적 충격을 받았었는데, 지금은 많은 병원에서 시도를 하고 있습니다. 중환자실에서 근무하면서 중환자 재활의 필요성을 절실히 느끼고 있습니다. 이 책이 처음 시작하는 분들에게 도움이 되었으면 합니다.

 이영석(호흡기내과 전문의)

중환자 재활을 접하면서 마음에 와 닿았던 미국중환자의학회의 슬로건이 있었습니다. "Right Care, Right Now". 여기에 작업치료사로서 한 문구를 더 추가하고 싶습니다. "Let's Back to Daily Life!"

 강은영(작업치료사)

중환자 재활이 중환자 치료의 선택이 아닌 필수가 되었으면 좋겠습니다.

 이주상(중환자실 호흡관리전문간호사)

중환자 재활 치료 중에 한 환자분과의 대화가 아직도 기억에 남아 있습니다. "계속 이렇게 누워만 있다가는 영원히 못 걷는 사람이 될 것 같다." 라고 말하셨고, 저는 중환자 재활의 필요성을 다시 한번 깨닫게 되었습니다. 의식이 있는 중환자들은 재활 시간을 기다립니다. 유일하게 앉고 설 수 있는 시간이기 때문입니다. 아직 환경이 여의치 않지만, 재활을 필요로 하는 중환자를 위해 하루빨리 중환자 재활이 활성화되었으면 하는 바람입니다.

 권민정(물리치료사)

처음에는 두려울 수 있습니다. 힘들 수도 있습니다. 하지만 가장 힘든 건 환자들이겠지요. 다 같이 힘을 모으면 중환자 재활 어렵지 않습니다. 중환자 재활은 환자들에게 생명의 빛으로 나오게 하는 힘입니다.

 박수연(물리치료사)

중환자실에서 처음으로 환자를 치료하던 날, 이 환자가 과연 걸을 수 있을까? 내가 요청하는 대로 움직일 수 있을까? 라는 의문은 눈 녹듯 사라졌습니다. 치료실이 아닌 중환자실에서 중환자를 대상으로도 재활이 가능함을 일깨워준 의사선생님들과 팀원들에게 감사하다는 말을 전하고 싶습니다.

 박지은(물리치료사)

01. Harvey MA, Davidson JE. Postintensive Care Syndrome: Right Care, Right Now...and Later. Critical care medicine. Feb 2016;44(2):381-385.

02. Myers EA, Smith DA, Allen SR, Kaplan LJ. Post-ICU syndrome: Rescuing the undiagnosed. JAAPA : official journal of the American Academy of Physician Assistants. Apr 2016;29(4):34-37.

03. Herridge MS, Tansey CM, Matte A, et al. Functional disability 5 years after acute respiratory distress syndrome. The New England journal of medicine. Apr 7 2011;364(14):1293-1304.

04. Pandharipande PP, Girard TD, Jackson JC, et al. Long-term cognitive impairment after critical illness. The New England journal of medicine. Oct 3 2013;369(14):1306-1316.

05. Wintermann GB, Brunkhorst FM, Petrowski K, et al. Stress disorders following prolonged critical illness in survivors of severe sepsis. Critical care medicine. Jun 2015;43(6):1213-1222.

06. Brummel NE, Balas MC, Morandi A, Ferrante LE, Gill TM, Ely EW. Understanding and reducing disability in older adults following critical illness. Critical care medicine. Jun 2015;43(6):1265-1275.

07. Parker AM, Sricharoenchai T, Raparla S, Schneck KW, Bienvenu OJ, Needham DM. Posttraumatic stress disorder in critical illness survivors: a metaanalysis. Critical care medicine. May 2015;43(5):1121-1129.

08. Cameron S, Ball I, Cepinskas G, et al. Early mobilization in the critical care unit: A review of adult and pediatric literature. Journal of critical care. Aug 2015;30(4):664-672.

09. Hashem MD, Parker AM, Needham DM. Early Mobilization and Rehabilitation of Patients Who Are Critically Ill. Chest. Sep 2016;150(3):722-731.

10. Hashem MD, Nelliot A, Needham DM. Early Mobilization and Rehabilitation in the ICU: Moving Back to the Future. Respiratory care. Jul 2016;61(7):971-979.

11. Truong AD, Fan E, Brower RG, Needham DM. Bench-to-bedside review: mobilizing patients in the intensive care unit--from pathophysiology to clinical trials. Critical care (London, England). 2009;13(4):216.

12. Girard TD, Jackson JC, Pandharipande PP, et al. Delirium as a predictor of long-term cognitive impairment in survivors of critical illness. Critical care medicine. Jul 2010;38(7):1513-1520.

13. Rabiee A, Nikayin S, Hashem MD, et al. Depressive Symptoms After Critical Illness: A Systematic Review and Meta-Analysis. Critical care medicine. Sep 2016;44(9):1744-1753.

14. Davidson JE, Jones C, Bienvenu OJ. Family response to critical illness: postintensive care syndrome-family. Critical care medicine. Feb 2012;40(2):618-624.

15. Needham DM, Davidson J, Cohen H, et al. Improving long-term outcomes after discharge from intensive care unit: report from a stakeholders' conference. Critical care medicine. Feb 2012;40(2):502-509.

16. Wieske L, Dettling-Ihnenfeldt DS, Verhamme C, et al. Impact of ICU-acquired weakness on post-ICU physical functioning: a follow-up study. Critical care (London, England). 2015;19:196.

17. Hermans G, Van Mechelen H, Clerckx B, et al. Acute outcomes and 1-year mortality of intensive care unit-acquired weakness. A cohort study and propensity-matched analysis. American journal of respiratory and critical care medicine. Aug 15

2014;190(4):410-420.

18. Connolly B, O'Neill B, Salisbury L, Blackwood B. Physical rehabilitation interventions for adult patients during critical illness: an overview of systematic reviews. Thorax. May 24 2016.

19. Schweickert WD, Pohlman MC, Pohlman AS, et al. Early physical and occupational therapy in mechanically ventilated, critically ill patients: a randomised controlled trial. Lancet (London, England). May 30 2009;373(9678):1874-1882.

20. Morris PE, Goad A, Thompson C, et al. Early intensive care unit mobility therapy in the treatment of acute respiratory failure. Critical care medicine. Aug 2008;36(8):2238-2243.

21. Burtin C, Clerckx B, Robbeets C, et al. Early exercise in critically ill patients enhances short-term functional recovery. Critical care medicine. Sep 2009;37(9):2499-2505.

22. Bailey P, Thomsen GE, Spuhler VJ, et al. Early activity is feasible and safe in respiratory failure patients. Critical care medicine. Jan 2007;35(1):139-145.

23. Kho ME, Martin RA, Toonstra AL, et al. Feasibility and safety of in-bed cycling for physical rehabilitation in the intensive care unit. Journal of critical care. Dec 2015;30(6):1419 e1411-1415.

24. Fan E, Cheek F, Chlan L, et al. An official American Thoracic Society Clinical Practice guideline: the diagnosis of intensive care unit-acquired weakness in adults. American journal of respiratory and critical care medicine. Dec 15 2014;190(12):1437-1446.

25. Denehy L, Skinner EH, Edbrooke L, et al. Exercise rehabilitation for patients with critical illness: a randomized controlled trial with 12 months of follow-up. Critical care (London, England). 2013;17(4):R156.

26. Moss M, Nordon-Craft A, Malone D, et al. A Randomized Trial of an Intensive Physical Therapy Program for Patients with Acute Respiratory Failure. American journal of respiratory and critical care medicine. May 15 2016;193(10):1101-1110.

27. Berney S, Haines K, Skinner EH, Denehy L. Safety and feasibility of an exercise prescription approach to rehabilitation across the continuum of care for survivors of critical illness. Physical therapy. Dec 2012;92(12):1524-1535.

28. Nydahl P, Ruhl AP, Bartoszek G, et al. Early mobilization of mechanically ventilated patients: a 1-day point-prevalence study in Germany. Critical care medicine. May 2014;42(5):1178-1186.

29. Hodgson CL, Stiller K, Needham DM, et al. Expert consensus and recommendations on safety criteria for active mobilization of mechanically ventilated critically ill adults. Critical care (London, England). 2014;18(6):658.

30. Sricharoenchai T, Parker AM, Zanni JM, Nelliot A, Dinglas VD, Needham DM. Safety of physical therapy interventions in critically ill patients: a single-center prospective evaluation of 1110 intensive care unit admissions. Journal of critical care. Jun 2014;29(3):395-400.

31. Lee H, Ko YJ, Suh GY, et al. Safety profile and feasibility of early physical therapy and mobility for critically ill patients in the medical intensive care unit: Beginning experiences in Korea. Journal of critical care. Aug 2015;30(4):673-677.

32. Jimenez Bunuales MT, Gonzalez Diego P, Martin Moreno JM. [International classification of functioning, disability and health (ICF) 2001]. Revista espanola de salud publica. Jul-Aug 2002;76(4):271-279.

33. Jolley SE, Regan-Baggs J, Dickson RP, Hough CL. Medical intensive care unit clinician attitudes and perceived barriers towards early mobilization of critically ill patients: a cross-sectional survey study. BMC anesthesiology. 2014;14:84.

34. Puthucheary ZA, Rawal J, McPhail M, et al. Acute skeletal muscle wasting in critical illness. Jama. Oct 16 2013;310(15):1591-1600.

35. Vivodtzev I, Devost AA, Saey D, et al. Severe and early quadriceps weakness in mechanically ventilated patients. Critical care (London, England). 2014;18(3):431.

36. Ross AG, Morris PE. Safety and barriers to care. Critical care nurse. Apr 2010;30(2):S11-13.

37. Fan E. Critical illness neuromyopathy and the role of physical therapy and rehabilitation in critically ill patients. Respiratory care. Jun 2012;57(6):933-944; discussion 944-936.

38. Abe T, Loenneke JP, Thiebaud RS. Morphological and functional relationships with ultrasound measured muscle thickness of the lower extremity: a brief review. Ultrasound (Leeds, England). Aug 2015;23(3):166-173.

39. Sessler CN, Gosnell MS, Grap MJ, et al. The Richmond Agitation-Sedation Scale: validity and reliability in adult intensive care unit patients. American journal of respiratory and critical care medicine. Nov 15 2002;166(10):1338-1344.

40. Engel HJ, Needham DM, Morris PE, Gropper MA. ICU early mobilization: from recommendation to implementation at three medical centers. Critical care medicine. Sep 2013;41(9 Suppl 1):S69-80.

41. Pohlman MC, Schweickert WD, Pohlman AS, et al. Feasibility of physical and occupational therapy beginning from initiation of mechanical ventilation. Critical care medicine. Nov 2010;38(11):2089-2094.

42. Clarkson HM. Musculoskeletal Assessment : Joint range of motion and manual muscle strength. 2nd ed. Pennsylvania: Lippincott Williams & Welkins; 2000.

43. Kleyweg RP, van der Meche FG, Meulstee J. Treatment of Guillain-Barre syndrome with high-dose gammaglobulin. Neurology. Oct 1988;38(10):1639-1641.

44. Schweickert WD, Hall J. ICU-acquired weakness. Chest. May 2007;131(5):1541-1549.

45. Kleyweg RP, van der Meche FG, Schmitz PI. Interobserver agreement in the assessment of muscle strength and functional abilities in Guillain-Barre syndrome. Muscle & nerve. Nov 1991;14(11):1103-1109.

46. Herridge MS. Building consensus on ICU-acquired weakness. Intensive care medicine. Jan 2009;35(1):1-3.

47. Granger CV, Hamilton BB, Linacre JM, Heinemann AW, Wright BD. Performance profiles of the functional independence measure. American journal of physical medicine & rehabilitation / Association of Academic Physiatrists. Apr 1993;72(2):84-89.

48. Radomski MV, Trombly CA. Occupational Therapy for Physical Dysfunction. 7th ed. USA: Lippincott Williams & Wilkins; 2013.

49. Thrush A, Rozek M, Dekerlegand JL. The clinical utility of the functional status score for the intensive care unit (FSS-ICU) at a long-term acute care hospital: a prospective cohort study. Physical therapy. Dec 2012;92(12):1536-1545.

50. Zanni JM, Korupolu R, Fan E, et al. Rehabilitation therapy and outcomes in acute respiratory failure: an observational pilot project. Journal of critical care. Jun 2010;25(2):254-262.

51. Huang M, Chan KS, Zanni JM, et al. Functional Status Score for the ICU: An International Clinimetric Analysis of Validity, Responsiveness, and Minimal Important Difference. Critical care medicine. Dec 2016;44(12):e1155-e1164.

52. Denehy L, de Morton NA, Skinner EH, et al. A physical function test for use in the intensive care unit: validity, responsiveness, and predictive utility of the physical function ICU test (scored). Physical therapy. Dec 2013;93(12):1636-1645.

53. ATS statement: guidelines for the six-minute walk test. American journal of respiratory and critical care medicine. Jul 1 2002;166(1):111-117.

54. Podsiadlo D, Richardson S. The timed "Up & Go": a test of basic functional mobility for frail elderly persons. Journal of the American Geriatrics Society. Feb 1991;39(2):142-148.

55. Jette A, Haley SM, Coster W, Ni PS. AM-PAC Short Forms for Inpatient and Outpatients settings Instruction Manual v.3(revised 8/2/2013) 2007; www.bu.edu/bostonroc/files/2013/AM-PAC-Short-Form-Manual_10.24.2013-SAMPLE.pdf.

56. Verheyden G, Nieuwboer A, Mertin J, Preger R, Kiekens C, De Weerdt W. The Trunk Impairment Scale: a new tool to measure motor impairment of the trunk after stroke. Clinical rehabilitation. May 2004;18(3):326-334.

57. JY P, SH K, MH C, YM K. Trunk Impairment Scale for Evaluation of Functional Improvement in Acute Storke Patients. Korean Acad Rehab Med 2010;34(3):278-284.

58. MY K. Rating of Perceived Exertion during Exercise Stress Test. The Korean Journal of Sports Medicine. 1998;16(1):107-112.

59. Borg G. Perceived exertion as an indicator of somatic stress. Scandinavian journal of rehabilitation medicine. 1970;2(2):92-98.

60. G B. Psychophysical bases of perceived exertion. MEDICINE ANDN SCIENCE IN SPORTS AND EXERCISE. 1982;14(5):377-381.

61. Nordon-Craft A, Moss M, Quan D, Schenkman M. Intensive care unit-acquired weakness: implications for physical therapist management. Physical therapy. Dec 2012;92(12):1494-1506.

62. 박종한, 권용철. 노인용 한국판 Mini-Mental State Examination (MMSE-K) 의 표준화 연구. 神經精神醫學. 1989;28(1):125-135.

63. 박종한, 권용철. 노인용 한국판 Mini-Mental State Examination(MMSE-K)의 표준화 연구-제2편:구분점 및 진단적 타당도. 神經精神醫學. 1989;28(3):508-513.

64. 신준현. 치매의 진단: 신경심리검사. Korean Journal of Family Medicine. 2010;31(4):253-266.

65. Pfoh ER, Chan KS, Dinglas VD, et al. Cognitive screening among acute respiratory failure survivors: a cross-sectional evaluation of the Mini-Mental State Examination. Critical care (London, England). 2015;19:220.

66. 강연욱, 박재설, 유경호, 이병철. 혈관성 인지장애 선별검사로서 Korean-Montreal Cognitive Assessment(K-MoCA)의 신뢰도, 타당도 및 규준 연구. Korean Journal of Clinical Psychology. 2009;28(2):549-562.

67. 이한승. 한국판 노인형 기호잇기검사의 개발과 타당도연

구. 서울, 성균관대학교 대학원; 2006.

68. Feliciano L, Horning SM, Klebe KJ, Anderson SL, Cornwell RE, Davis HP. Utility of the SLUMS as a cognitive screening tool among a nonveteran sample of older adults. The American journal of geriatric psychiatry : official journal of the American Association for Geriatric Psychiatry. Jul 2013;21(7):623-630.

69. Brummel NE, Jackson JC, Girard TD, et al. A combined early cognitive and physical rehabilitation program for people who are critically ill: the activity and cognitive therapy in the intensive care unit (ACT-ICU) trial. Physical therapy. Dec 2012;92(12):1580-1592.

70. Stiller K. Physiotherapy in intensive care: an updated systematic review. Chest. Sep 2013;144(3):825-847.

71. Weissman C, Kemper M, Damask MC, Askanazi J, Hyman AI, Kinney JM. Effect of routine intensive care interactions on metabolic rate. Chest. Dec 1984;86(6):815-818.

72. Schweickert WD, Kress JP. Implementing early mobilization interventions in mechanically ventilated patients in the ICU. Chest. Dec 2011;140(6):1612-1617.

73. Chan MY, Haber S, Drew LM, Park DC. Training Older Adults to Use Tablet Computers: Does It Enhance Cognitive Function? The Gerontologist. Jun 2016;56(3):475 484.

74. Lampit A, Hallock H, Valenzuela M. Computerized cognitive training in cognitively healthy older adults: a systematic review and meta-analysis of effect modifiers. PLoS medicine. Nov 2014;11(11):e1001756.

75. Brodsky MB, Gellar JE, Dinglas VD, et al. Duration of oral endotracheal intubation is associated with dysphagia symptoms in acute lung injury patients. Journal of critical care. Aug 2014;29(4):574-579.

76. Macht M, Wimbish T, Clark BJ, et al. Postextubation dysphagia is persistent and associated with poor outcomes in survivors of critical illness. Critical care (London, England). 2011;15(5):R231.

77. Smith-Gabai H. Occupational Therapy in Acute Care. 1st ed: AOTA Press; 2011.

78. Suiter DM, Leder SB. Clinical utility of the 3-ounce water swallow test. Dysphagia. Sep 2008;23(3):244-250.

79. Trapl M, Enderle P, Nowotny M, et al. Dysphagia bedside screening for acute-stroke patients: the Gugging Swallowing Screen. Stroke; a journal of cerebral circulation. Nov 2007;38(11):2948-2952.

80. Pulak LM, Jensen L. Sleep in the Intensive Care Unit: A Review. Journal of intensive care medicine. Jan 2016;31(1):14-23.

81. Weinhouse GL, Schwab RJ, Watson PL, et al. Bench-to-bedside review: delirium in ICU patients - importance of sleep deprivation. Critical care (London, England). 2009;13(6):234.

82. Van Rompaey B, Elseviers MM, Van Drom W, Fromont V, Jorens PG. The effect of earplugs during the night on the onset of delirium and sleep perception: a randomized controlled trial in intensive care patients. Critical care (London, England). 2012;16(3):R73.

83. Weisman IM, Zeballos RJ. An integrated approach to the interpretation of cardiopulmonary exercise testing. Clinics in chest medicine. Jun 1994;15(2):421-445.

84. Wasserman K, Hansen JE, Sue DY, et al. Principles of Exercise Testing and Interpretation. 3rd ed. Phildelphia: Lippincott Williams & Wilkins; 1999.

85. Cooper KH. A means of assessing maximal oxygen intake. Correlation between field and treadmill testing. Jama. Jan 15 1968;203(3):201-204.

86. Pitta F, Troosters T, Spruit MA, Probst VS, Decramer M, Gosselink R. Characteristics of physical activities in daily life in chronic obstructive pulmonary disease. American journal of respiratory and critical care medicine. May 1 2005;171(9):972-977.

87. Ahn HJ, Chin J, Park A, et al. Seoul Neuropsychological Screening Battery-dementia version (SNSB-D): a useful tool for assessing and monitoring cognitive impairments in dementia patients. Journal of Korean medical science. Jul 2010;25(7):1071-1076.

88. G KY, N JY, H KD, J BS. A study on the Standardization of Computer-Based on the Computer Cognitive Senior Assessment System. The Journal of Korean Society of Occupational Therapy. 2013;21:87-102.

89. Nam DH, Jung AY, Cheon JH, Kim H, Kang EY, Lee SH. The Effects of the VFSS Timing After Nasogastric Tube Removal on Swallowing Function of the Patients With Dysphagia. Ann Rehabil Med. 8/2015;39(4):517-523.

90. Inaoka C, Albuquerque C. Effectiveness of Speech Therapy in Evolution of Oral Ingestion in Patients with Post Stroke Oropharyngeal Dysphagia. REv CEFAC. 2014;16(1):187-196.

91. Graf J, Koch M, Dujardin R, Kersten A, Janssens U. Health-related quality of life before, 1 month after, and 9 months after intensive care in medical cardiovascular and pulmonary patients. Critical care medicine. Aug 2003;31(8):2163-2169.

92. Wu A, Gao F. Long-term outcomes in survivors from critical illness. Anaesthesia. Nov 2004;59(11):1049-1052.

93. Gill TM, Feinstein AR. A critical appraisal of the quality of quality-of-life measurements. Jama. Aug 24-31 1994;272(8):619-626.

94. Black NA, Jenkinson C, Hayes JA, et al. Review of outcome measures used in adult critical care. Critical care medicine. Nov 2001;29(11):2119-2124.

95. Liptzin B, Levkoff SE. An empirical study of delirium subtypes. The British journal of psychiatry : the journal of mental science. Dec 1992;161:843-845.

96. Barr J, Fraser GL, Puntillo K, et al. Clinical practice guidelines for the management of pain, agitation, and delirium in adult patients in the intensive care unit. Critical care medicine. Jan 2013;41(1):263-306.

97. dos Santos LJ, de Aguiar Lemos F, Bianchi T, et al. Early rehabilitation using a passive cycle ergometer on muscle morphology in mechanically ventilated

critically ill patients in the Intensive Care Unit (MoVe-ICU study): study protocol for a randomized controlled trial. Trials. 2015;16:383.

98. Ruy Camargo Pires-Neto, Aná Luiza Pereira, Camila Parente, Guadalupe Nery de Sant'Anna, Daniela Daguer Esposito, Aline Kimura, Carolina Fu, Clarice Tanaka, Characterization of the use of a cycle ergometer to assist in the physical therapy treatment of critically ill patients, Rev Bras Ter Intensiva. 2013 Jan-Mar; 25(1): 39-43. doi: 10.1590/S0103-507X2013000100008

99. Adam S, Forrest S. ABC of intensive care: other supportive care. BMJ (Clinical research ed.). Jul 17 1999;319(7203):175-178.

100. Meesen RL, Dendale P, Cuypers K, et al. Neuromuscular electrical stimulation as a possible means to prevent muscle tissue wasting in artificially ventilated and sedated patients in the intensive care unit: A pilot study. Neuromodulation : journal of the International Neuromodulation Society. Oct 2010;13(4):315-320; discussion 321.

101. Wageck B, Nunes GS, Silva FL, Damasceno MC, de Noronha M. Application and effects of neuromuscular electrical stimulation in critically ill patients: systematic review. Medicina intensiva / Sociedad Espanola de Medicina Intensiva y Unidades Coronarias. Oct 2014;38(7):444-454.

102. http://www.hill-rom.com/usa/Products/Category/Respiratory-Care/The-Vest-205-Acute-Care/. Hill-rom.

103. Arens R, Gozal D, Omlin KJ, et al. Comparison of high frequency chest compression and conventional chest physiotherapy in hospitalized patients with cystic fibrosis. American journal of respiratory and critical care medicine. Oct 1994;150(4):1154-1157.

104. Kluft J, Beker L, Castagnino M, Gaiser J, Chaney H, Fink RJ. A comparison of bronchial drainage treatments in cystic fibrosis. Pediatric pulmonology. Oct 1996;22(4):271-274.

105. Phillips GE, Pike SE, Jaffe A, Bush A. Comparison of active cycle of breathing and high-frequency oscillation jacket in children with cystic fibrosis. Pediatric pulmonology. Jan 2004;37(1):71-75.

106. Warwick WJ, Hansen LG. The long-term effect of high-frequency chest compression therapy on pulmonary complications of cystic fibrosis. Pediatric pulmonology. 1991;11(3):265-271.

107. Hristara-Papadopoulou A, Tsanakas J, Diomou G, Papadopoulou O. Current devices of respiratory physiotherapy. Hippokratia. 2008;12(4):211-220.

INDEX